When a Family Member Has OCD

Mindfulness and Cognitive Behavioral Skills
to Help Families Affected by Obsessive-Compulsive Disorder

当家人患有
强迫症

著　乔恩·赫什菲尔德［美］
主译　王　振　黄晶晶

上海科学技术出版社

图书在版编目 (CIP) 数据

当家人患有强迫症/（美）乔恩·赫什菲尔德
（Jon Hershfield）著；王振，黄晶晶主译 . —上海：
上海科学技术出版社，2020.3（2021.9 重印）
（心理自疗课）
ISBN 978-7-5478-4778-7

Ⅰ.①当… Ⅱ.①乔… ②王… ③黄… Ⅲ.①强迫症
—诊疗 Ⅳ.①R749.99

中国版本图书馆 CIP 数据核字 (2020) 第 022337 号

上海市版权局著作权合同登记号 图字：09-2019-014号

当家人患有强迫症

著 乔恩·赫什菲尔德［美］

主译 王 振 黄晶晶

上海世纪出版（集团）有限公司 出版、发行
上 海 科 学 技 术 出 版 社
（上海钦州南路71号 邮政编码200235 www.sstp.cn）
上海盛通时代印刷有限公司印刷
开本 787×1092 1/16 印张 10.75
字数 160千字
2020年 3 月第 1 版 2021年 9 月第 2 次印刷
ISBN 978-7-5478-4778-7 / R·2011
定价：48.00元

本书如有缺页、错装或坏损等严重质量问题，请向工厂联系调换

内容提要

本书由强迫症和焦虑症专家乔恩·赫什菲尔德（Jon Hershfield）撰写，是一本帮助强迫症患者的家人了解疾病，并根据不同的强迫症状提供适当指导的共情指南。

本书分为三部分。第一部分介绍了疾病相关的医学知识。第二部分重点介绍如何理解并应对不同的强迫行为。第三部分讨论了不同的家庭成员对强迫症患者的态度，并提供平衡家庭成员需求的技巧。本书视角独特，以强迫症患者的角度看待家人和与疾病有关的家庭生活，因此本书提供的指导与帮助更具价值。作者乔恩·赫什菲尔德专注研究认知行为疗法在强迫症和焦虑症中的应用。他曾是一位强迫症患者，在强迫症家庭中长大。他使用认知行为疗法帮助自己"掌控"疾病，也为无数强迫症患者及家庭提供个体与团体治疗。

本书的读者对象为强迫症患者的家人。除此以外，本书对从事强迫症相关工作的专业人员，包括精神科医生、护士、心理治疗师、社工、康复治疗师等，也有帮助。

献给从未把我当疯子的爸爸妈妈。

译者名单

主译

王　振　黄晶晶

——

译者（按姓氏笔划排序）

王　振　王　渊　顾秋梦　黄晶晶

翻译团队

上海市精神卫生中心（SMHC）强迫症诊治中心

    SMHC 强迫症诊治中心前身为成立于 2002 年的强迫症诊疗研究中心，2017 年更名为强迫症诊治中心，是中国第一个集临床诊疗与科研于一体的强迫症治疗中心。SMHC 强迫症诊治中心先后在肖泽萍教授、王振教授带领下，大力推动了强迫及相关障碍的诊治、研究、培训和科普工作。目前，该中心依托上海市精神卫生中心临床心理科，已形成以药物治疗与心理治疗为主、神经调控治疗为辅，结合科普教育和社会功能康复的整合式治疗模式。该中心自成立之初即广泛开展国内、国际合作，参加了"强迫谱系障碍国际学院（ICOCS）""强迫症研究联盟 ENIGMA-OCD"等国际强迫症学术组织，并牵头成立了上海市强迫症诊疗联盟和长三角强迫症治疗联盟。SMHC 强迫症诊治中心致力于推进强迫症的规范化诊疗、康复和预防，提高强迫症的知晓率、治疗率和临床治愈率，降低复发率，努力通过医教研防联动，为强迫症患者提供最优化的服务。

作者介绍

　　乔恩·赫什菲尔德（Jon Hershfield），婚姻家庭治疗师，心理治疗师，专注研究正念认知行为疗法（MBCBT）治疗强迫症（OCD），并在美国马里兰州和加利福尼亚州获得执照。他是马里兰州亨特山谷大巴尔的摩地区强迫症和焦虑症中心的主任，也是《强迫症的正念治疗手册》（*The Mindfulness Workbook for OCD*）的合著者。他是国际强迫症基金会（International OCD Foundation）和美国焦虑与抑郁协会（Anxiety and Depression Association of America）年度会议的主持者，也是多个强迫症在线支持团体的专业撰稿人。

中文版序

　　强迫症是精神科常见的疾病之一，往往给患者和家属带来痛苦和困惑，同时也给精神科医生和心理医生带来挑战。和其他疾病一样，强迫症的病因复杂，涉及社会、心理和生物学等诸多因素，其病理机制至今尚未阐明。中国神经科学学会精神病学基础与临床分会（CSNP）为此成立了强迫障碍研究联盟，以推动中国强迫症的临床和病理机制研究。

　　值得庆幸的是，虽然临床治疗面临诸多困境，但药物治疗、物理治疗或者心理治疗都可能有助于强迫症状的改善。其中心理社会干预，尤其是认知行为治疗是一种对强迫症患者有明确疗效的治疗方法。目前，我国对强迫症的治疗仍以单纯的药物治疗为主，认知行为治疗远远没有得到应有的普及应用；另一方面，患者家人对相应的知识更是知之甚少。因此，当本书的译者王振教授告知我他正在进行的翻译工作时，我感到由衷的欣慰和钦佩。欣慰的是，我国大量的强迫症患者及其家属将有机会通过阅读本书掌握帮助强迫症患者康复的有效方法；钦佩的是，王振教授作为国内强迫症临床治疗和研究领域的领军人物之一，在繁忙的临床工作和科研任务之余，愿意花时间来翻译这样一本书，实属不易。

　　本书翻译完成时，王振教授郑重地将译稿交给我，请我作序，我深感荣幸。细细品读后，我获益匪浅。原著作者乔恩·赫什菲尔德（Jon Hershfield）兼具患者和专家双重身份，视角独特，用通俗易懂的语言解释了强迫症及其复杂多样的表现。更为重要的是，他以专业的认知行为治疗为基础，从患者的角度分享了强迫症患者的家属可用以帮助他们的有效方法，如"4I策略"。对于家属在帮助强迫症患者康复过程中产生的诸多关注和疑问，本书也给出了明确的答案，如"要"和"不要"清单。本书文字流畅，通俗易懂，体现了译者严谨的治学风格和专业水准。

这是一本指导强迫症患者家属如何帮助患者疗愈的难得好书。我以一个高年资精神科临床医生的身份，向各位精神科医生、心理工作者、强迫症患者及其家属推荐本书，也希望先读到本书的读者向身边更多有需要的人推荐，使更多的强迫症患者及其家属获益。

王小平

2019 年 12 月

英文版序

"现在是我解释……的时候了。"

1994 年夏天的某个下午，我坐在电脑前，开始写一封给我家人的长信，这是我能想到的第一句话。就在几周前，我了解了我多年痛苦的原因，我想让我的亲人了解我现在知道了什么，我想让他们了解我经常出现的奇怪行为。我希望他们能充分理解我精神上的痛苦。我想让他们知道我在康复过程中还有多少工作要做。在最近阅读过的一堆书籍的帮助下，我尽力向家人提供了有关我的新诊断：强迫症。哦，如果我读过几本像《当家人患有强迫症》这样的书会怎么样呢？

离我第一次尝试向那些没有亲身经历过强迫症的人解释强迫症，已经过去了很多年。作为一名心理健康倡导者，我想我比以前做得更好。但是说实话，我仍然很难表达这种复杂的、常常令人费解的、混乱的细微差别。太多关于强迫症的事情是违反直觉的，甚至是自相矛盾的。以迁就为例，我们该如何向我们所爱的人解释，他们出于好意所付出的努力，实际上可能会给我们造成更大的困扰？或者，为避免触发我们的强迫症状，他们实际上正在制造一系列全新的问题？

乔恩·赫什菲尔德明白这一切。作为强迫症治疗专家和强迫症"幸存者"，乔恩有独特的能力来帮助家庭了解这种所谓的怀疑性疾病的机制及其隐藏的微妙之处。当他第一次向我提到他正在写这本书的时候，我就知道他会写得很好。我当时还不知道，他对事实的汇编、他的洞察力以及他的建议都是那么恰到好处。通过全面概述强迫症——从病因到表现，再到治疗策略——他为家庭提供了有价值的指导和连续不断的帮助。在这本入门书中，他以罕见的"幕后"视角看强迫症。通过本书反复出现的部分，如"那些未被留意的事"和"家人可能会关注的事"等，乔恩从强迫症患者的角度分享了与强迫症有关的生活。

　　几十年前，我写给家人的那封信中有许多不足之处，当时我还没有意识到我与强迫症的"战争"有多么艰难，将会给家庭带来多大的影响。我从自身经验和所倡导的工作中知道强迫症会给家庭带来巨大的损失。乔恩也知道这点，我相信这也是为什么他会不遗余力地指导家庭成员渡过一个又一个难关的原因。我希望我能用乔恩在此书中所分享的富有爱心的知识武装我自己的亲人。得知这么多家庭将从中受益，我感到很欣慰。

— 杰夫·贝尔（Jeff Bell）
作家，著有《回响，回放，重复：强迫症回忆录》
（*Rewind, Replay, Repeat: A Memoir of Obsessive-Compulsive Disorder*）

杰夫·贝尔（Jeff Bell）：作家、健康倡导者、电台新闻主播。他的两本书（*Rewind, Replay, Repeat: A Memoir of Obsessive-Compulsive Disorder* 和 *When in Doubt, Make Belief*）确立了他在心理健康和"更好的动机"项目（"Greater Good" motivation）中的倡导者角色。他是国际强迫症基金会的美国发言人。2011 年他参与创立了非营利组织 A2A 联盟（http://a2aalliance.org），旨在展示并培育将逆境转化为向上的力量。贝尔在广播新闻领域有20 年的从业经验，目前是美国 KCBS 电视台《午后新闻》的联合主播，曾获得 2014 年爱德华·R·默罗奖（Edward R. Murrow Awards）的美国最佳新闻节目奖。

中文版前言

旅程的意义

身为一名医生，当越来越多的强迫症患者走进我的诊室，当他们痛苦地描述"不知道自己怎么了"的时候，我深切地希望自己能有更多的时间来解释强迫症。当我的诊室外聚集了越来越多的不知所措的家属，尤其是那些家中有孩子患上强迫症的家长，我迫切地想用合适的途径告诉他们应该如何帮助他们的家人。《当家人患有强迫症》（*When a Family Member Has OCD*）的出现让我有种相见恨晚的喜悦。这本书的可读性和实用性，让我迫不及待地想把它阐释的内容传递给每一位强迫症患者，以及他们焦灼的家人。

2018 年春夏之交，我就这样怀着兴奋的心情决定开始本书的翻译工作。但是，有时我的脑海中也会闪过一丝担忧，唯恐不能完全精准地传达原著的所有信息。恰逢那时，我听了一场林少华先生的讲座，先生在讲座中谈到自己翻译《刺杀骑士团长》的体会。他说，那时他的生活起居状况与小说中的男主角类似，翻译过程就仿佛与主人公一起经历了整个故事。在此之前，先生已经翻译了数十本村上春树的书，所以得以不畏不惧地完成这项艰巨的工作，并且自信《刺杀骑士团长》的中文译本就是"百分之百的村上春树"。林少华先生这场《解读与翻译之间》的讲座很好地打消了我的顾虑。我们翻译团队中的每一位成员都是长期与强迫症患者一起工作的临床医生，无数次的倾听让我们对强迫症患者的语言了如指掌，长时间的研究让我们对强迫症的知识日渐丰富，所以，我们也有理由相信这本译作也将是一份完美的答卷。

即使有足够的信心和勇气，翻译本书仍是"艰难"的旅程，因为原著作者在开篇就告诉大家，这是一本"共情指南"，而不是一本操作手册。原著作者是一位强迫症患者，在经历过长时间的挣扎和努力之后，最终得以"掌控"强迫症。这是一段漫长的旅程，每一位强迫症患者都有可能很好地走完这段旅程。这本书分享了这段旅程中，最重要的旅伴——亲友们如何认识强迫症、理解强迫症，并最终能够有效帮助强迫症患者。在翻译过程中，在作者有着"强迫"痕迹的描述中，我好像能看到诊室中来就诊的强迫症患者挣扎的身影，也好像能听到强迫症患者对亲友的呼喊。即使作为专业工作者，与原著作者共度的这段旅程也同样能加深我对强迫症的认识。如果，每位读到这本译作的人都能与我有同样的感受，这段翻译的旅程就有了非凡的意义。

在此，我要感谢在这段翻译旅程中相伴的每一位，感谢翻译团队所有成员的付出，感谢上海科学技术出版社各位老师的悉心指导和倾力帮助。在大家的努力下，这本译作才能顺利出版，才能充分实现这段旅程的价值。

最后，祝愿每一位强迫症患者都能顺利走完自己的那段旅程，最终能够"掌控"强迫症。

王　振

2019 年 12 月

致　谢

感谢 New Harbinger 的策划编辑杰斯·奥布赖恩（Jess O'Brien）的支持和努力，如果没有他，这本书将不可能完成。当我写信给他更新我的通讯地址时，是他问我是否想再写一本关于强迫症的书。我还要感谢 New Harbinger 的全体编辑团队，感谢他们让我未偏离航线，引导这艘船驶向它的最终目的地。我要感谢加州大学洛杉矶分校儿童强迫症、焦虑和抽搐障碍项目组（the UCLA Child OCD, Anxiety and Tic Disorders Program）的林赛·伯格曼（Lindsey Bergman）、约翰·皮亚森提尼（John Piacentini）、艾丽卡·努尔米（Erika Nurmi）和塔拉·佩里斯（Tara Peris），当我在那里的强化门诊与许多了不起强迫症患者及其家人工作时，他们给了我很多指导与专业知识。感谢乔纳森·格雷森（Jonathan Grayson）多年的友谊和指导，感谢温迪·米勒（Wendy Mueller）的支持和鼓励。最重要的是，我要感谢我的家庭，包括我的原生家庭和我自己的家庭，他们教会了我无条件地接受所爱的人，我相信唯有在这样的环境中，人们才能真正成长。

目　录

引　言

　　每个家庭都是由不断变化的部分组成的系统。当系统的某一部分发生变化时，其他部分也会做出相应的改变。这意味着，当一名家庭成员面临心理健康问题时，所有家庭成员都会受到影响。这并不意味着所有家庭成员都会产生与之相同的问题，也不意味着他们对解决这些问题负有相同的责任。但是，不管强迫症患者多么努力地试图孤立自己或保护他所爱的人不受自己的症状影响，强迫症在任何家庭成员中的存在都自然会成为整个家庭的问题。

　　强迫症是一种常见的心理障碍，其特点是不受欢迎的念头和破坏性的仪式。它驱使人们产生特殊的行为方式，这往往损害他们的社会、学业和专业功能。当一名家庭成员因强迫症而产生特别的行为时，可能会给家庭造成破坏：治疗预约的时间可能与其他家庭成员的活动发生冲突，要花钱治疗可能意味着花费在其他事情上的钱会减少。如果强迫症患者某天过得很艰难，他不想受到额外刺激，那么也许没有人能和他待在一起。此外，尚未确诊的强迫症可能会因被误解的行为和意图而产生大量的矛盾冲突。每个家庭成员都会以不同的形式受到强迫症的影响。强迫症所需要的人际关系上的、经济上的和时间上的关注很快就会将有强迫症患者的家庭转变为"强迫症家庭"。

　　患有强迫症的人和他的强迫症家庭以不同的方式遭受着程度相同的痛苦。然而，如果强迫症家庭能拧成一股力量来共同掌控强迫症，就可以发展出一种爱的联结，从这个意义上说，他们比那些幸免于强迫症的家庭更加温馨。这本书的目的是成为一本共情指南。在某种程度上，它致力于帮助家庭成员在准确了解与强迫症一起生活的感觉的情况下去理解患者。了解强迫症只是战斗的第一步，一旦家人走上前线，我希望之后的文字能为他们提供武器，帮助他们战胜这个不仅会给他们爱的人带来痛苦，也会给整个家庭带来痛苦的强迫症。

关于我

我是在强迫症家庭中长大的。当我为自己的强迫症寻求帮助时（大约 14 岁时），我已经习惯于在家里听到"他的强迫症""她的强迫症""他们的强迫症"以及其他人的强迫症。强迫症和其他任何词语一样，只是一个普通名词而已。在这一点上我是幸运的，因为每次我无法在脑海中得到恰到好处的东西时，突然爆发的可怕念头和灵魂被压碎的感觉对我来说并不令人惊讶。我从没想过我疯了，也没人说我疯了。也许在所有疯狂的生活中，甚至没有人注意到这些。我父亲在马里兰州乡下的一个谷仓边的家庭办公室里长期从事精神科工作。在我的成长过程中，常看到有精神病人在车道上闲逛，就好像他们要买我们的鸡蛋一样。所以，寻求帮助时我并没有羞耻感。大学时妈妈给我寄的爱心包裹通常是一封家书、一双新袜子，还有一盒百忧解（盐酸氟西汀）。当我逐渐长大，我开始问不同的亲戚，他们的想法与我的有何不同，他们的普遍反应是："哦，你也这样？"而不是："你在想什么？"

当我决定攻读临床心理学硕士学位时，心里有一个想法：我想为强迫症患者做认知行为治疗。在我生命中的各种不同时刻，在我醒着的每一刻，甚至在梦中，都和强迫症同呼吸共命运。似乎"什么都没用"和"生活是痛苦的"成了我的积极的肯定语！谢天谢地，认知行为疗法让我踏上了掌控强迫症的旅程。在这个旅程开始之时，我开始在强迫症论坛写关于这个问题的文章。随着时间的推移，我的抱怨越来越少，提出的问题也越来越少，相反，我给同伴提出了更多的观察和建议。每当我能够帮助他人获得寻求治疗的动力或找到勇气去面对他的恐惧时，我脑海中就会有一些东西闪过，让我知道我正走在一条正确的道路上。毕业后，我在洛杉矶的强迫症中心工作，为患有强迫症的儿童和成人进行个体和团体治疗，然后在加州大学洛杉矶分校儿科强化门诊项目中帮助患有重度强迫症的儿童和他们的家庭。今天，我把我的专业时间划分为私人执业、在帮助我度过最黑暗时期的那个论坛（以及一些新的论坛）上写作、写博客以及写关于强迫症的书等部分。现在，我还是和强迫症一同生活、呼吸，但却是以一种不同的方式。这种反讽也不会影响我继续。

关于这本书

这是一本家庭指南，不是一本工作手册，这意味着我不会试图为强迫症家庭创建一个全面的治疗计划 [如果需要工作手册式的帮助，请参阅兰兹曼（Landsman）、鲁珀塔斯（Rupertus）和佩德里克（Pedrick）2005 年出版的《关爱患强迫症的人：帮助您和您的家人》（*Loving Someone with OCD: Help for You and Your Family*）]。当家人患有强迫症时，这本书是导航的地图，帮助家人与强迫症患者一起迎接生活中的关键挑战。这本书的目的是阐明强迫症患者的家人正在经历什么，以及如何营造有利于心理健康的家庭环境。

本书分为三部分。第一部分解释强迫症的机制、它是怎么发生的，可能在患强迫症的家人身上看到（或没看到）什么样的强迫行为，以及如何诊断并用心理疗法或药物来治疗；第二部分重点介绍如何理解和应对强迫症家人不同的强迫行为；第三部分讨论了不同的家庭成员（伴侣、孩子、父母、兄弟姐妹）的态度，并提供了平衡每个家庭成员需求的技巧和工具。本书最后概述了获得帮助的方法和一些有用的资源。

我建议通读这本书，尽管现在您可能很想直接跳到第三部分看看该怎么做。设想一下：您了解您的家人，因为您已经和他在一起很长时间了；您知道他的大部分秘密——他的怪癖、独到的本事、天生的弱点等。但无论他是您成年时遇到的某个人（比如您的伴侣），还是逐渐长大不断向您展示其"自我"的孩子，您首先要了解更多关于他的一些基础知识。所以，如果想真正理解您家人的强迫症，您首先要了解、认识这种疾病的基本知识，然后把它与您对亲人的理解结合起来。因此，请坚持读完第一部分中的基础知识和第二部分的具体细节。当读到第三部分时，您将发现这都是值得的。

如果您是一名临床医生，我希望这本书能提供一些有用的东西，以便您教给您的强迫症患者家人；如果您是强迫症患者，我希望这本书能教您用更好的方式向家人表达感受；最重要的是，如果您是强迫症患者的家人，我希望这本书能告诉您那个人究竟发生了什么。

第一部分

理解强迫症

本书前三章包含很多信息。如果这是您第一次读关于强迫症的书，可能会为所学到的东西感到宽慰或不安。别着急，慢慢来，别要求自己必须理解每字每句。一下子掌握所有信息是有些困难的，如果一下子理解不了，可以以后回过头来再看。如果在此之前您已经读过大量关于强迫症的书籍，那么下面的内容您应该不会陌生，但它们会以更实用的形式呈现。您可以根据实际情况来使用这本书。

第 1 章
强迫症是什么，它从何而来

如果您正在读这本书，一定是有一些事情促使您去查阅有关这种疾病的资料。可能是您患有强迫症的家人（或他的治疗师）建议您读这本书。又或者是您在某个心理健康会议的桌子上恰好看到了这本书。您会因为一种与您无关的心理问题而参加这种会议吗（也许我也参加这个会议，就在您身后……）？是什么力量驱使您去参会呢？大概不是因为疑惑，就是因为爱吧。

努力理解和帮助他人在一定程度上是出于自我保护，我们要保护自己不被别人的问题搞得四分五裂。但是，爱却让我们有强烈的冲动去伸出援助之手。对大多数人来说，家庭胜过一切，您很有可能因为家庭而放弃自己的计划。我们想减轻家庭成员的痛苦，因为我们无法忍受他们如此痛苦。

强迫症像什么

心理疾病并不会在患者的脸上留下文身一样的标记，以表明他与"正常人"不同，但有一些特征和症状可以帮助识别"患者"。我在本书中谈到"强迫症患者"时，我无法准确说出每个强迫症患者的经历，因为世界上没有哪两个人是一模一样的，但我希望能尽我所能描绘出强迫症患者的家人正在经历的事。

强迫症是一种会让人感到不舒服的疾病，无论是否患有强迫症，每个人都害怕某些事情，或者会因某些事情感到不舒服。恐惧和焦虑是生活中必不可少的感受，如果我们对某些危险缺乏这种感受，那我们可能早就被狮子、老虎吃掉了。

现在我们花点时间谈谈您与焦虑和恐惧的关系。请想象您一直觉得不舒服或害怕的事情或者场景。举个例子，假设您患有恐高症。

现在，想象直面您的恐惧。假设您恐高，想象一下站在高楼的屋顶上。什么会加剧您的恐惧？还是举恐高症的例子，想象您站在这座高楼屋顶的边缘，您的脚趾悬在雨水槽上。想象高楼下的街道，汽车像蚂蚁一样爬行。此刻您比以往任何时候都更接近恐惧。

为什么某些情况或事情会困扰您？您担心会发生什么？还是说刚才恐高的场景，如果此刻背后刮来一阵狂风，您会失去平衡。想象您随时都可能摔下去，可能垂直掉落到地面，即将面对撞击的痛苦，随后是死亡的不确定性，可以想象得更戏剧性一些。不同的恐惧（失去心爱的人、被诊断患有疾病、成为暴力犯罪的受害者）都类似。把自己置于恐惧的边缘时您会有什么感觉？您怎么知道您有这种感觉？您的身体会告诉您什么？您的心会狂跳吗？您的皮肤是潮湿还是紧绷？您的胃在那一刻有什么感觉？

此刻您可能会觉得有点"不正常"。也许您开始感觉到了一些真正的恐惧，即使知道此刻并没有任何危险。也许您还可以短暂地欺骗您的大脑和身体，相信导致您恐惧的原因此刻真实存在，结果也是真实的。即使您知道这一切都是想象，但您仍然感受到了真实的恐惧，即便只是一小会儿，就像是真实发生了一样。请想一想，您对这一刻的感受就是您的家人对强迫症的日常感受（从每天 1 小时，到清醒时，乃至睡梦中的每时每刻不等）。

强迫症第一课

强迫症是四种最常见的精神疾病之一（Pittenger 等，2005），是世界排名第十的致残性疾病（Murray 和 Lopez，1996）。它影响着全世界大约 2% 的人口（Sasson 等，1997）。该比例在各项研究中因年龄、发病情况或其他人口学特征不同而有所差异，但一般而言，如果一个房间里有 100 个人，其中就会有 2 到 3 个人符合强迫症的诊断标准。《精神障碍诊断和统计手册》第五版（DSM-5）将强迫症定义为具有强迫思维、强迫行为，或者两者皆有，这些症状是耗时的（每天消耗 1 小时以上），并且症状不能用任何其他原因来解释（美国心理学会，2013）。

　　强迫思维是个体不想要的闯入性思维，通常是反复出现、令人痛苦并且自我矛盾的（患者往往觉得这些想法是不必要的）。患者可能出现关于任何事情的强迫思维，但它们通常可以被归为几类，比如关于清洗、检查、有关伤害的想法及与性有关的内容。在后续章节中，我会着重介绍几个我有切身体会的强迫内容。

　　强迫行为包括身体行为和精神行为，这些行为能够缓解由强迫思维引发的焦虑。正如任何事情都有可能成为强迫思维的内容一样，强迫行为的表现也是包罗万象的，但不变的是强迫行为的产生一定能够缓解由强迫思维带来的焦虑和痛苦体验。常见的强迫行为包括污染强迫、检查、寻求保证、思维形式上的不断分析以及精神中和（试图用想要的想法替代不想要的想法）。

　　来回往复的强迫思维和强迫行为形成了一个恶性循环。① 经历来自不必要的想法所带来的痛苦；② 试图减少痛苦感受；③ 产生强迫行为以暂时缓解痛苦感受，但不断重复的强迫行为本身却引发了进一步的痛苦（图 1）。

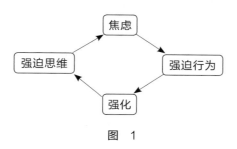

图　1

　　这么说吧，患者意识到了自己有不必要的想法：我的手很脏，我可能会因此得病。他不确定这种想法是随机出现的，还是预示着某种不好的事即将发生。为了缓解手太脏可能得病而产生的焦虑，他不断洗手。现在，他刚刚洗过手，因此确定手此刻是干净的。因为洗手可以缓解焦虑，大脑记录下了这个行为（洗手），并认为这是一种需要不断被重复的行为。这个过程被称为负性强化：行为被认为需要被重复，以免除一切痛苦的感受（因此称为"负性"）。这意味着下次他认为自己手脏而可能会因此得病的时候，他会有种很强烈的冲动去洗手。两者间（觉得手脏的想法和能够缓解痛苦感受的洗手行为间）

的联系被反复强化，他的大脑需要的有关"清洁"的保证越来越多，因此不断发出指令："再洗！再洗！"这种有关污染的闯入性思维变得越来越频繁，越来越顽固，强迫行为也变得越来越复杂，并且越来越不确信自己是否洗干净了。为了了解这个概念并与其他强迫思维区分开，这种情况下的想法、感受和身体感觉可以称为"污染"或者是一种大脑的入侵者，而强迫行为是为了"清洁"这些入侵者。

强迫症头脑及聚光灯概念

强迫症患者可能有某种特别的想法。他将世界看作一个具有无限可能的地方。任何事情都有可能发生，不管可能性有多大。这有时候是一件好事，会使人更灵活、富有创造力、同情心以及幽默感。但是这同时也会带来巨大的压力，令人时时刻刻处于压力之中，感到任何事情都可能会发生，甚至是世界上最不好的事。

比如您自己可能就有许多负性的关于"万一"的想法。近期一项跨文化研究发现，约有94%的人报道至少产生过一次闯入性思维。但是强迫症患者处理闯入性思维的方式与一般人有很大差异，他们会觉得有这些想法是很严重的事（Radomsky，2014）。他们将这些不必要的想法视作一种警告、威胁，而不是一种发生在自己大脑中的偶然现象。

那些难以想象的事是有可能发生的。例如：在世界的某个地方，有某个人死于一种罕见的可怕疾病；在世界上的某个地方，某人发了疯，袭击了自己的爱人；在世界上的某个地方，某人意外烧毁了自己的房子。您知道这些事情可能发生过，但一般会忽略它们，因为这些事发生在您身上的概率实在太小了，而且预防它们发生要耗费非常多的精力。据我所知，您头顶上的天花板时时刻刻都有掉落的可能，但您并不认为这是一个需要马上处理的危险。

而您患有强迫症的家人却不这么认为。他可能认为这些事情发生的可能性虽然很低，但是一旦发生，造成的损失将是巨大的。您会为保护您爱的人免于意外死亡付出多大努力？您怎么知道您保护他的行为仅仅只是仪式动作？这些仪式动作消耗了您的生命吗？

下次遇到这样的情况您还会这么做吗？在什么情况下您会说"我不愿意这么做，即便这么做是为了保护我爱的人免于意外死亡"？

要区别强迫症头脑和非强迫症头脑，首先要了解什么是真正的头脑。无论我们是在说大脑的物质结构还是抽象或精神层面的概念，头脑都是一种我们用于了解自身想法和感受的工具。当一个人说他正在思考，这就意味着他正在观察自己大脑中发生的事，并且评估它。他用来观察这一切的东西就是头脑。

《强迫症的正念治疗手册》（*The Mindfulness Workbook for OCD*，Hershfield 和 Corboy，2013）用聚光灯概念形象地描绘了强迫症头脑和普通头脑工作时的差异。请将您的大脑想象成一个书架（图 2）。头脑就是书架上从上向下照射的聚光灯，照亮您所需要的信息。灯光聚焦的地方清晰可见，明暗交汇之处的信息可能稍许有些模糊，但也还能看得见。灯光没有照到的暗处是您不常想到的事，无论这些事是正面的还是负面的。

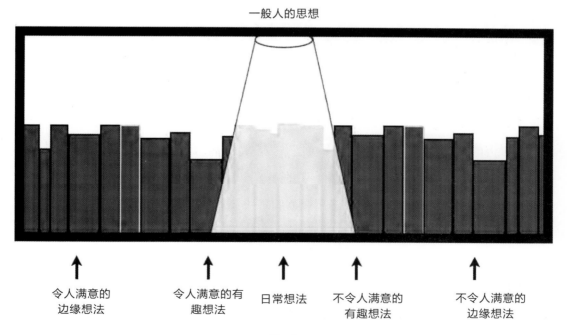

图 2

　　想象一下，假如某人的聚光灯照射的范围很广会怎么样（图 3），它将照亮更多的信息。这并不意味着他因此变得更聪明，只是说明他意识到了一般人的一些边缘想法。从积极的角度看，这可能让他反应更快，想法更智慧，更容易发现家里的强迫症。

强迫症的思想

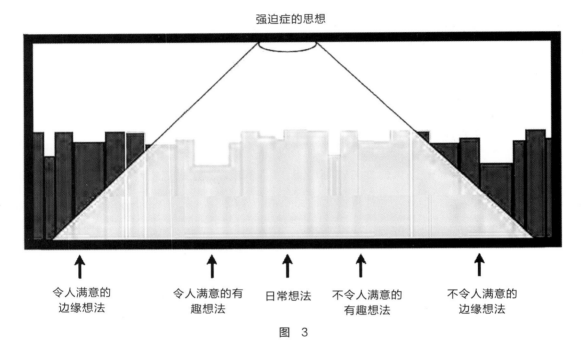

令人满意的　　令人满意的有　日常想法　不令人满意的　不令人满意的
边缘想法　　趣想法　　　　　　　　有趣想法　　　边缘想法

图　3

　　而从消极的方面看，那些罕见的、扰人的想法在一般人的头脑里是难以被察觉的，但是在强迫症患者的世界里就被照得像日常想法一样明亮。那些静默的、处于幕后的信息跑到了台前，大声质问："我的手上有没有致病的细菌？""您注意到前面的交通信号灯是红的，不是绿的吗？"换句话说，您的强迫症家人的所思所想与您可能截然不同。虽然他可能有时会认同一些愚蠢的、不重要的想法，但是这些想法对于他来说却至关重要。聚光灯造成了这些想法至关重要的假象，让意识到这些想法的人觉得它们意义非凡。这使得人们很难摆脱这些想法，或者将它们标记为异常。

　　问题是"我怎么才能确定呢"。当一个想法安静而模糊时，人们可能很容易忽视它。但如果该想法是响亮而清晰的呢？怎么才能安心地说"哦，好啊，就这样吧"，然后继续生活呢？这是家庭成员间关于强迫症的永恒的争论。

哪些人容易得强迫症，为什么？

强迫症的来源有以下 3 个主要方面：习得性行为、大脑（神经生物以及神经生化），以及遗传。研究发现这 3 个方面可能在强迫症的发展和维持中起到一定作用，但是谁也不能保证单一因素是否就足以致病。

家庭环境

对于习得性行为，我们会考虑在个体的成长过程中，他是如何学习应对不确定性和其他对于强迫症患者来说困难的方面。我们在查阅研究结果时要注意：两个问题同时存在并不意味着一定是一个问题导致了另一个问题。例如，研究（Timpano 等，2010）发现，与宽容或权威的父母相比，专制严格、循规蹈矩的父母，其孩子更容易有强迫症状。还有研究表明，父母的过度保护和过度干预可能加速强迫症的发展（Yoshida 等，2005）。这并不意味着在专制或过度保护的家庭中长大的孩子必然会患上强迫症，也不意味着那些在其他家庭环境下长大的孩子就不会患上强迫症。此外，目前还不清楚究竟是专制的父母引起了孩子的强迫症，还是孩子的强迫症造就了专制的父母。

谈到养育在强迫症形成中的作用，另一个有关的领域是情绪表达（expressed emotion，EE），这是一种衡量家庭成员之间情绪和态度交流水平的方法。高情绪表达的特点是情绪过度投入（过于情绪化，表现出极端的自我牺牲，并要大家都知道自己的付出）、批评（做出负面评论）和敌意。总的来说，这些家庭中强迫症的发生率更高（Przeworski 等，2012）。

这是一个类似于鸡生蛋还是蛋生鸡的难题。换言之，强迫症影响家庭功能，家庭功能也会影响强迫症，特别是家庭成员对强迫症状的反应将在很大程度上影响强迫症的转归（Renshaw、Steketee 和 Chambless，2005）。强迫症家庭成员间与非强迫症家庭成员间的互动是完全不同的。患有强迫症的子女，他们的父母可能不太参与建设性的问题讨论，更不鼓励他们的孩子独立，而且对他们孩子的能力总体上不太有信心（Barrett、Shtt 和 Healy，2002）。您是点头表示同意，还是觉得这听起来不像您的家人？这两种反应都是完全正常的。将来需要有更多的研究以发现更好的治疗手段去帮助强迫症家庭。虽然很少有经验证据支持家庭本身直接导致强迫症的观点，但不可否认，两者存在着某种相互关系，症状影响家庭或是说症状受到了家庭的影响（Waters 和 Barrett，2000）。

大脑

研究表明，有强迫症的人和没有强迫症的人，他们的大脑存在一定差异。强迫症似乎与额叶内侧回、眶额内侧皮质和左侧岛盖区域灰质减少（组成脑组织的细胞和神经纤维减少）有关，与壳核和小脑前部灰质增多有关（Pujol 等，2004）。强迫症患者在大脑皮质和丘脑区域也表现出结构上的差异（Rotge 等，2009）。这些术语可能让您感到头疼，简而言之，强迫症患者大脑某些区域的灰质较多，而另一些区域的灰质较少，大脑某些区域的活动较多，而另一些区域的活动较少。

了解强迫症的一种方法是研究大脑不同区域的功能，以及一个区域内的错误是如何产生多米诺骨牌效应，造成无穷无尽、循环往复的担心和忧虑的。

被称为丘脑的脑区负责存储有关身体的信息。丘脑向尾状核和基底节发送信息，该脑区与记忆、学习、情感和其他一些功能有关。某种程度上来说，这就是大脑过滤垃圾邮件的地方。如果这个过滤系统错误地将一封垃圾邮件识别为重要通知，它就会在杏仁核触发一个错误的警报，后者是负责识别威胁的区域。杏仁核进而提醒位于大脑前部的眶额皮质，该脑区负责所有的计算和分析。患有强迫症的人，这部分脑区往往是过度活跃的，这个问题就很复杂了（Beucke 等，2013）：这种信息不仅是一个假的警报，而且会被过度处理为真警报。这种分析使得信息被送回了大脑中负责应对威胁的区域。

想象大脑向身体发出信号，为战斗做准备，产生心跳呼吸加快、肌肉紧绷等反应。这种身体体验被记录下来，并再次呈递给大脑中进行过滤的脑区。现在我们有了一些生理上的东西，表明某些东西是不对的。这条信息由过滤器批准，再次被发送到大脑的前端进行更多的超分析。这一切都是从一个很小很小的故障开始的，但现在大脑和身体陷入了一种感觉循环，感觉好像出了什么问题，并制定了策略来应对问题。

强迫症患者往往存在特定的神经递质（大脑中的化学信使）异常，最常见的是 5-羟色胺、谷氨酸和多巴胺。用于治疗强迫症的药物通常通过增加或减少这些神经递质的含量或可用性来达到治疗目的（更多有关强迫症药物治疗的信息，请参见第 3 章）。

遗传

除了您的家人外，您可能没有见过第二个强迫症患者。但是，如果放在大背景中回顾家庭行为模式的研究，毫无疑问，强迫症具有家族聚集性。

以下是我们从研究中了解到的几件事。

- 当您的一级亲属患有强迫症或相关疾病，如广泛性焦虑症、躯体形式障碍、社交焦虑症或惊恐障碍时，您患强迫症的风险就会显著增加（Steinhausen 等，2013）。
- 父母患有强迫症的孩子更有可能产生类似于强迫症的社交、情绪或行为障碍（Black 等，2003）。
- 在强迫症患者的直系亲属中，强迫症的患病率高于平均水平（Nestadt 等，2000）。

究竟哪些基因在强迫症发病中起作用尚不清楚。在撰写本文之时，一项遗传学研究确定了一个与学习和记忆相关的强迫症遗传学标记物（Mattheisen 等，2015）。然而，遗传学研究发现，强迫症的发病涉及多个基因，每个基因都会对一个人是否具有患强迫症的倾向产生影响（Taylor 等，2013）。希望有一天我们能了解基因和强迫症之间的关系，这样我们就可以据此调整医疗和治疗方案。

您会因家人的强迫症感到自责吗？

您可能会在某种程度上将家人的强迫症归咎于自己。如果患病的是您的孩子，您可能会认为是您的基因出了问题，但是强迫症的遗传倾向有很多不同的含义，其中一些是好的，一些是坏的。如果您已经设立了合理的界限来抚养孩子，您的孩子仍然感到焦虑，那不是您的错。如果您患有强迫症的丈夫不能接受您的保证，并不断要求更多的、反反复复的答案以减轻他的痛苦，那也不是您的错。造成他们痛苦的不是您，是强迫症。如果您的妹妹不能给您一个拥抱，因为她把拥抱和痛苦的想法联系在一起，那不是您的错。她的大脑与您的不同，她已经尽了自己最大的努力，用自己能接受的方式来表达对您的爱。也许有一天她能用拥抱来表达。

如果您担心您可能导致了家人的强迫症，我希望您能把自己从任何您认为应该受到的责备中解放出来。负罪感并不能帮助您进一步支持您的强迫症家人。考虑到强迫症在很大程度上与无法忍受不确定性有关，请在这一刻告诉自己，家人患强迫症的原因是复杂的。最终，强迫症不是一个人的错，也不是概念的错。这当然不是强迫症患者的错，但是您会发现他会因患有强迫症感到内疚。当他看到自己给家人带来的痛苦时，很容易忘记自己并不是唯一的罪魁祸首。但是，毕竟是他的行为带来了痛苦，又怎么能不把自己当成一个错误呢？尽管这样做是因为他患有心理疾病，疾病将他夹在痛苦扭曲的想法和毫无意义的行为之间。他拼命地想抛开强迫思维、结束仪式动作，这样实在太痛苦了。值得高兴的是，虽然强迫症的病因尚不清楚，但目前存在有效的治疗途径。

强迫症能治愈吗？

强迫症是一种慢性疾病（Rasmussen 和 Eisen，1997），症状起起伏伏。"治愈"意味着所有症状的消失。经历痛苦的不必要的想法是强迫症的症状，"治愈"这种障碍需消除患者所有不必要的想法。然而，不必要的想法是人类正常体验的一部分，没有不必要的想法实际上是大脑中另一种问题的迹象。同样，仪式行为是强迫症的症状，但它也是人类正常经历的一部分，仪式行为减轻了我们必须考虑所做的每一件事的后果的烦恼，它提供了一种舒适和可预见性的方式。

我们必须有一些不必要的想法，我们必须要有一些仪式。但我们必须成为这些不受欢迎的想法和仪式的奴隶吗？它们是否一定损害我们的功能，降低我们的生活质量，使我们同家庭和社会隔绝？是否能通过适当的治疗，将强迫症中的紊乱变为背景噪声，使得我们能够用简单的方式应对这些噪声，比如"嗯，这正是我有时会产生的想法，我现在不需要急着做任何事情去应对它"。

因此，当"治愈"一词出现在强迫症中时，是一种误导。强迫症不用治愈，因为它不是一种恶疾。它涉及了很多方面，比如遗传学、习得行为和人格等。我们应该追求的不是治愈疾病，而是掌控疾病。与其他"慢性"的疾病不同，强迫症个体只要掌握正确的方式，就能随着时间的推移而变得越来越好。

思考

如果您对患强迫症的家人所强迫的事情有所了解，请思考为什么他会花时间去完成他的仪式，是什么让他觉得花精力去摆脱某些想法和感受是值得的。是什么样的想法或感受值得他花那么多精力要让它停止，理由是什么？尽管您知道他想让它停下来，是什么令他仍然选择继续下去呢？

您的挣扎

您刚刚为了帮助您的家人而阅读完了本书的第 1 章。无论您是直接参与到家庭成员的仪式行为中，还是成为希望能做些什么来帮助家人的旁观者，您都已经在把大量的精力花在了他人身上，而不是自己身上。考虑一下您这么做的原因与您的价值观有什么联系。这些价值观从何而来，是什么让您坚持下来的？花点时间去了解您家人的强迫症背后所蕴藏的矛盾冲突，进入家人所体验到的强迫世界可能会给您带来痛苦，但同时，您可能会体验到释放、期待甚至喜悦，因为您知道新的方法和新的希望即将到来。

第 2 章
强迫症的常见表现

您担心家人的强迫症会损害他的生活，他也很害怕，同时他也担心您无法理解他的强迫症。您的家人已经觉得自己好像出了什么问题，他对自己的心理问题越有洞察力，就越觉得自己是一个被困在疯子身体里的理智的人。更痛苦的是，您，他爱的人，看到"疯狂"的部分比被困在里面的理智部分更多。他最大的恐惧是您会得出结论，您看到的就是全部的他。

接下来您会读到一些我在临床实践中常见的强迫症表现。有些人的强迫症状比较单一，有些人却是在和一堆强迫症状作斗争。这并不一定意味着他们的强迫症更糟糕，只是他们的强迫症状内容更广泛。也许您的家庭成员在与不属于以下任何一种类别的强迫症状作斗争，这与强迫症的严重程度没有任何关系。如果您没有在下面看到属于您家人的强迫症状，您可能会在本书结尾处提供的参考资料的书单中找到有关的描述。

我们为强迫症状取名，因为强迫症患者用这些名字来帮助减轻他们的痛苦。一个具有闯入性暴力想法的患者会说："我得了伤害强迫症。"伤害强迫症与其说是一种强迫症，不如说是一种不受欢迎的想法的内容。这使得某个强迫症患者能够对另一个强迫症患者说："哦，你也得了伤害强迫症？"这有助于减轻这些症状带来的羞耻感。但是，请记住，这并不意味着一种强迫症和另一种强迫症有本质区别，它们都涉及强迫思维和强迫行为。

污染强迫

对"污染"的过度恐惧，对清洁、卫生的过度追求是最常见的强迫症状之一

（Rasmussen 和 Eisen，1992）。不受"污染"困扰的强迫症患者往往会被大众对强迫症都会反复洗手的认识所困扰（不是所有的强迫症都会反复洗手！），而那些具有污染强迫症状的患者往往会觉得自己被视为"有洁癖的怪胎"或恐菌症患者。在现实生活中，如果您的家人在与污染强迫作斗争，他会觉得他好像在不断受到周围物体的攻击。这些物体包括了很多令人担心的细菌、污垢、体液、化学品、昆虫及致醉剂（对于要戒酒或戒毒的强迫症患者）、灰尘、头发、垃圾，甚至任何能接触到的物质，这些物质都会激发患者洗漱或者清洗的冲动。

如果您的家人患有污染强迫，他好像生活在一个"油漆未干"的环境中。周围一切他所接触过的东西似乎都会粘在他身上，他又会把这些东西粘到其他东西上。表面上看，他可能只是追求"干净"或要求苛刻；事实上，他大部分时间都觉得自己是脏兮兮的，好像被毒液浸透了一样，试图用不断地清洗来减少这种感觉。继而，清洗本身也变成了一种负担，因为他急着洗完这拨只是为了有时间能再洗下一拨。久而久之，患者会回避清洗这件事，因为要让自己觉得"干净"实在是太累了。但是，在这种"污染"状态下，他也无法正常地生活和工作。

对一些人来说，被污染的感觉与将会造成自己生病或导致他人生病的想法有关。对另一些人来说，"被污染"更多与坏运气有关，如果他们在被污染的同时从事活动（包括思考的活动），那么这些活动就可能会受到厄运的污染。还有一部分患者，他们有关污染的强迫思维是由一种恐惧所激发的，即不可忍受的对污染的厌恶感（Cisler 等，2010）。另外有些患者对污染的过分关注来自另一种恐惧，即不关注清洁会被认为不负责任。

如果您的家人患有强迫症，您可能想知道他怎么会对某些事情如此挑剔，而对其他事情却如此大意。他怎么能做到每天洗手 100 次，却把垃圾留在卧室的地板上？对这种行为有两种解释。一是强迫症的不一致性。规则是大脑创造的，规则的漏洞也是如此。如果强迫症患者觉得自己得到了强迫症的许可去做某事，即使这件事似乎与他的强迫思维有关，他仍然会去做，这种"被允许"的感觉在强迫症患者中很普遍（有时在治疗中，需要专注于打破"强迫症规则"）。另一种解释是，您的家人觉得他好像不能碰某些东西。

这创造了一个自相矛盾的情况，他必须始终保持干净，他不能接触需要清理的东西。他的手洗干净了，因此不能再碰脏衣服，以免手再被弄脏。

如果您认为这有点荒谬，不必太苛责自己。别让这些没有意义的问题困扰您，您不得不从一个更合乎逻辑的角度去看待这些现象。您的思维就是这样运作的。只要记住您的强迫症家人的想法和您不一样。比如说，两个人都知道艾滋病毒不是一种环境污染物，也不会通过与陌生人握手传播。但是，如果个体知道了这点，在握手后仍感到他受到了污染，他就必须选择有意识地承担这种感受是假警报的风险。这需要他的努力，这种选择会让他感到精疲力竭。虽然他在强迫症规则的要求下有时表现得自相矛盾，但他不是为了操纵您而特地制定出了这些规则。准确地说，他是被强迫症控制的人。

您可能在以下场景中看到家人的污染强迫症状：

- 在卫生间、水槽或浴室中花很多时间洗衣、漂洗、干衣，使用马桶后清洁马桶，使用卫生间后清洁相关区域。
- 过度洗衣。
- 回避洗澡或其他清洗／梳洗（因为仪式化的清洗／梳妆是一项非常艰巨的任务）。
- 过度使用肥皂或卫生纸。
- 过度使用洗手液。
- 在用餐或其他活动中反复清洗。
- 避免去公共厕所，避免触摸栏杆、人行横道按钮、遥控器或其他公共接触物品。
- 回避与清洁相关的工作（如洗盘子、洗衣等）。
- 在被污染后拒绝使用／触摸干净的物品（电子游戏控制器、电脑、干净衣物等）。
- 情绪化地对待被污染的物品。
- 反复提问：如何清洗的、哪些是干净的、哪些可以安心接触、哪些被碰过、哪些洗过了（包括他自己是否洗过）。
- 坦白很多物品可能被碰过，自己的手没有洗干净。

- 需要家庭迁就（要求您替他清洗东西，帮助他回避某些东西，为他开门等）。

您的强迫症家人可能正在做的其他事情（您可能还没看到的）：

- 回顾（或追溯）他接触过的东西，以及他后来是否碰过其他东西（例如，他的手碰了放在柜台上的脏的车钥匙，旁边是水果碗，他拿着橘子，意味着干净的手正在接触的这个橘子可能已经被车钥匙污染了，因为车钥匙是他碰了车门把手后顺手放进口袋的）。

- 精神中和——理性分析为什么他的手是干净的（例如，一遍又一遍地告诉自己，没有因触碰门把手而罹患癌症的案例）。

- 审视环境中是否存在污染威胁（例如，墙上的霉菌或有人摸鼻子）。

- 将自己和他人做比较，以评估自己洗手是否充分（通常相信与其他人相比，自己的手应该洗得更彻底，自己比其他人更有"责任感"）。

- 跟踪您以确保您没有被污染。

- 花几个小时在自己内心辩论，他到底是脏到需要清洗，还是干净到不需要清洗。

您患有污染强迫的家人可能会担心：

- 因为他没能充分清洁或完成他的仪式，您可能会因此在某种程度上受到伤害。

- 如果清洗是一种中和"坏想法"的手段，那么没有做好清洗可能会引发一系列不好的后果，包括您会受到伤害甚至被杀，虽然这些事情看起来和清洗没有关系。

- 如果清洗仪式与消除细菌有关，那么没有做好清洗工作会导致他自己或者他人生病。您可能因此死亡（或者至少是怨恨他不够警惕，因为是他毁了您的生活）。如果陌生人因为他没有完成清洗行为而生病或死亡，那么他可能是杀人犯，而您可能因此无法接纳他。

- 您会认为他是不负责任的、肮脏的或令人厌恶的，因为他没有洗干净那些您可以洗干净的东西。这往往是一个普遍的担忧，因为他的强迫症告诉他，他的洗衣标准必须高于他所知道的任何标准，而这只是为了确保不低于任何可能存在的标准。

- 当他选择仪式而不是参与家庭活动时，您会认为他不爱您。
- 当他的强迫症无处不在时，您会不再爱他。
- 如果治疗不起作用，您就不再爱他了（通常会导致他拒绝治疗和自我破坏）。
- 您会突然停止迁就他的症状，他觉得自己永远被污染了（第二部分将介绍如何以循序渐进的健康方式停止家庭迁就）。

您可能会担心：

- 反复清洗皮肤上的保护油和健康细菌会导致皮肤受损，容易感染。
- 过度使用肥皂、水等，给他（您的强迫症家人）和整个家庭带来了经济负担。
- 他对住宿的要求正在提高，您可能无法跟上。您想帮忙，但似乎不起什么作用；但是，您担心如果您突然停下来，他可能会崩溃。
- 他错过了重要的家庭活动、事件、特殊时刻等。
- 他的强迫症正在损害他的功能，以至于他似乎不能照顾好自己、保住自己的工作、平衡好财务，以及做好基本的个人卫生等。您担心没有您的帮助他无法生活下去。
- 您和他在强迫症上的冲突正在侵蚀你们之间的关系。都是因为强迫症，你们俩的个性，属于你们俩的笑话，你们俩曾经的亲密无间，似乎正在逐渐消失。

过度责任感（检查）强迫

您患有强迫症的家人不希望房子被烧毁，不希望汽车被偷，不想房子被入侵。听起来很合理对吧？您也不想这些事情发生，但他想得比您多。他担心的不仅仅是这些可怕的事情发生，他还会担心万一这些事发生了，他将对这些事情负责。他可能会想："如果我检查一下，就可以确保门是锁着的""要是我检查了电灯开关，就可以防止电火花燃起而烧毁房屋了！"

责任感过强的强迫症患者就像载有珍贵货物的飞行员，每一天每一秒都战战兢兢。这看起来太戏剧化了不是吗，至少从外表上看是这样的。也许，当你俩离开家的时候，您会觉得他很烦人，因为他必须回去确保灯关上了。有这种感觉没什么大不了的。事实上，对于许多强迫症患者来说，他们自己也觉得很烦。要记住的是，他对门把手发起第十次全面的调查只是为了获得可以离开的感受。他的大脑此刻正在释放伤害他身体的化学物质。这种伤害就好像感受到因为他的失误而有人闯入了房间一样。但是如果他检查一下门锁，这种伤害就会消失。他走回车前，您正怒气冲冲地抓住方向盘，尽量使自己不要因为他的反复检查会让您（再次）迟到而对他大发雷霆，当他开始系安全带的时候，这种不安全的感觉又出现了。

"随它去吧！"您想对他大喊。他毁了一切！您看着时钟，意识到您会因为他的强迫症而迟到。他也知道。此外，他很可能知道自己成了您的负担。不过，那是另一种痛苦。这种痛苦有关悲伤。好比不能在公园里散步是一种悲伤，它远远没有不实施强迫行为所带来的恐慌那么强大。

当您关上一扇门，关掉一个电器，或者把一些东西放回您拿的地方，您的大脑会发出咔嗒声，显示"足够好，任务已完成"。这是一种微妙且令人信服的感觉，让您可以继续下一个任务。想象一下，如果您在做这些事情后有相反的感觉。假设您盯着一扇锁着的门，想着您是怎么把它锁上的，但却觉得任务还没完成，您会怎么做呢？您很可能会检查这扇门，或者打开它，再锁一次，试图得到那种"咔嗒"的感觉。如果这样有用的话，那您就能离开。如果它不起作用呢？嗯，您可能会再试一次，也许还会增加一些佐证，比如大声说："嘿，我在锁门，看到了吗？"也许能行，但如果没用呢？在您意识到这一点之前，您可能被困在一个无休止的重复仪式的循环中。在强迫症患者的大脑中，这种循环是自动延续的。大脑中负责说"足够好，让我们继续"的部分没有正常运作。仪式行为取代了它（至少在某种程度上），这会进一步使大脑的那部分变得懒惰，甚至比以前效率更低，使患者更依赖于检查。

责任感过强的强迫症患者的症状不仅仅局限于检查什么东西是否关好了、锁好了。这类患者往往具有更强烈的道德责任感，他们对待边缘想法极端严肃。例如，想象一下在街上看到一块鹅卵石。这可能毫无意义。整条街都是用鹅卵石铺就的，但其中有些石头松动了。现在想象一下，如果注意到鹅卵石触发了您脑海中的如下影像会怎样。在影像中，一辆汽车驶过鹅卵石，鹅卵石飞了起来，砸到了一个天真可爱的在前院玩耍的小孩子，他正拿着一架玩具飞机四处跑来跑去，抬头看着空中的飞机，想象着有一天能成为伟大的飞行员。切入慢动作近景镜头，鹅卵石在空中飞行，直线击中了男孩的头部，一切都已经太晚了。那男孩的眼睛受了重重一击，他瞎了。他的家人吓坏了，赶紧把他送到急诊室。谢天谢地，他活了下来，但他再也无法成为飞行员了。他的生活就此被毁，他沉溺于抑郁和酒精之中。要是您能更仔细地检查一下，把鹅卵石从街上移走，而不是自私地只管自己的事，这一切就都能避免！这样的话，您会在一天中抽出一点时间去检查一下路上的鹅卵石吗？

您可能在以下场景中看到了家人的过度责任感（检查）强迫症状：

- 检查锁、炉子、门、电灯开关——任何带电的或能开关的东西。
- 过度检查电子邮件和社交媒体（这可能很难区别于简单的浏览或消磨时间）。
- 反复打开和关闭东西，以确保它们能打开或关闭。
- 特地回来看看是否有什么不好的事情在他不在的时候发生。比如说在工作日的中午特地回家看看车库门是否真的关好了，或者四处转转看看是否有人被他开的车撞到。
- 冒着不寻常的风险，确保没有人意外受伤（例如，爬下地铁站台拿开掉落在铁轨上的硬币，以免火车因此脱轨）。
- 检查和／或捡起可能有危险的物品。
- 反复寻求保证，以确保自己检查过灯已经关好、炉子已关等（或要求您检查）。
- 执行与检查相关的仪式，以更确定任务正在完成，例如敲击、说特定的词或者计数。

您的家人可能正在做的其他事情（您可能还没看到的）：

- 投入精力以构建物品被检查的画面（例如，想象门被锁上的画面）。
- 追溯检查的步骤，以确定检查仪式已经正确完成。
- 研究有关悲剧事件的发生率（例如，如果煤气没关好，房子有多大概率会被烧掉。如果门没关好，有多大概率会发生盗窃）。

- 在检查的时候默默数数或执行其他精神仪式，以确定检查过程正确无误地完成。
- 在心里回顾并合理化为何他检查或不检查某件东西是合适或不合适的。
- 回顾并执着于因为他不够负责而长期存在的负罪感（这可能伴随自我惩罚的想法，责备自己没有足够的把握防止自己的恐惧实现）。

您患有过度责任感（检查）强迫的家人可能会担心：

- 您会因为他没有进行适当的检查而受到伤害。
- 您会怨恨或指责他，因为他没有做好检查而让家庭遭受损失（例如，您的家被盗是因为他没锁门，您的财产被烧是因为他让炉子开着）。
- 您会认为他是不负责任的或有罪的（例如，他认为他的车可能撞到了人，而没有回去看）。
- 您会认为他自私，或者对您看重的事显得不在意（比如您想准时离开家去机场），而他却害怕在没有完成检查仪式的情况下离开。

您可能会担心：

- 他正遭受来自职业、学业或社会功能方面的损害（例如，由于检查仪式而反复出现上班迟到或其他重要活动迟到）。
- 他大部分时间因为他的责任负担重而显得易激惹，这让您觉得在他身边如履薄冰，只能尽量不陷入争吵。
- 他错过了重要的家庭互动、家庭活动和特殊时刻，因为他的脑海沉迷于被检查的东西，而不是享受生活。
- 他的检查仪式可能会变得更糟，并可能持续影响家庭功能。

追求"恰到好处"感的强迫

"恰到好处"的强迫思维与一种难以压制的意向有关，这种意向必须确保事情以一种特殊的方式呈现或完成。可以表现为东西必须以对称或者特别的形式排列。也可以表现为完美主义的一种形式，比如说东西需要看起来是某种特定的样子或者符合一种特定的感觉。您可能对这种疯狂的坚持一无所知，但是，您患有强迫症的家人在看见它时能感受到这就是他所追寻的东西。

您患有强迫症的家人并不"挑剔"。这更像是，如果他没让事情这样或那样呈现，这种知道事情没有适宜呈现的不舒服感可能会消灭他。如果一个人需要把事情"按这样"排列起来，或者仅仅因为右边被碰了就要在左边摸一下，这似乎非常愚蠢。但是，这就像您知道有一只鞋带未系好的感受。现在想象一下，您在一条漫长而美丽的林荫道中漫步，松开的鞋带正在弹跳，落在地上，又弹到您的脚踝。也许您会被它绊倒。您认为，要做的就是停止走路，蹲下，系鞋带，然后继续。但每个人都说不用担心，大家都说您的鞋没问题。他们说您很烦人，您应该放下，或者说这不重要。考虑下如果您不系好鞋带，剩下的这段长路会是什么样子。您将不能享受新鲜空气、运动或风景。您所能想到的就是您对这只鞋带松开的鞋感到不舒服。这是一种折磨，这时散步的乐趣对您而言遥不可及，弹来弹去的鞋带一直在嘲弄您。在这样的情况下，如果您不能系好鞋带，您是不是宁愿完全放弃走路。

想象一下，将这林中漫步比作生活，如果生活中的感觉就是没有那么恰到好处会如何？如果生活总是在追逐一种遥不可及的感觉会如何？如果您能通过做一些事情来体验一下这种恰到好处的感觉，您会做一次，再做一次，然后再做一次吗？

神奇想法（magical thinking）是在追求"恰到好处"感的强迫症患者中常见的。有神奇想法的患者往往担心如果不能做到"恰到好处"，就可能会产生深远的后果。如果说您桌子上的物品排列不对称，可能会导致您的母亲被诊断出患有绝症。您可能会想，哦，这是个愚蠢的想法，但如果这与内疚感和心跳加快同时发生呢？为了以防万一，抵抗这种能够解决问题的意向有多难呢？因为您没有把一些小事做得恰到好处，就将您的母亲置于危险之地，您的感受会如何？

您可能在以下场景中看到强迫症家人追求"恰到好处"感：
- 以一种特定的方式排列物品（不一定是对称的，有时是故意不对称的）。
- 频繁调整物品直到它们以特殊的形式呈现。

- 反复触摸或敲击物品（通常是为了完成与他们被触摸相关的一些仪式）。

- 重复常规任务（进出门，打开或关闭开关等），直到获得了恰到好处的感觉。

- 需要完美地理解他所读的东西，或者他所写的一笔一划都以一种特殊的方式呈现。

- 要求您为他做好事情，或者重复说某些话，直到他完全理解为止。

您的家人可能正在做的其他事情（您可能还没看到的）：

- 不断分析事情是否感觉"恰到好处"。

- 因为没有合适地处理事情而感到内疚。

- 在心里判断让事情保持原来的样子是否合适。

- 精神中和（试图用想法让事情变得"恰到好处"）。

- 在脑海中重播自己做过的事或者说过的话，直到觉得恰到好处为止。

您追求"恰到好处"感的强迫症家人可能会担心：

- 您会认为他很吹毛求疵或是个完美主义者、傲慢或势利的人，因为他看起来似乎必须按自己的方式行事。

- 您和他的生活愉快与否取决于他的仪式是否已经完成，他对此负有责任。

- 您会生他的气，觉得他很蠢，或者发现他易激惹。

您可能会担心：

- 他似乎不能放松或享受生活。

- 他会纠结于小细节而"毁了这一刻"。

- 如果您不让他实施仪式行为，他会生气。

- 他的仪式会让您或其他家庭成员在某些活动中迟到。

性强迫

性、性行为、性取向和性概念在总体上包含着深刻的个人感受和永久的不确定性。性的想法和感觉是强迫症的培养皿，可能涉及性倾向、乱伦或恋童癖等不受欢迎的想法，以及对做出性攻击或越轨行为的恐惧（Williams 和 Farris，2011）。

如果您的家人有性相关的强迫症，这并不意味着他是个变态，有性取向问题，或者怪异。他只是把"万一"锁在他的金库里，很难把它弄出来。您可能不会"看到"很多与性强迫相关的强迫症，因为他们很多都是隐蔽的。您可能会注意到，他在回避某些可能引发不必要的性想法的事情（其中有些事情可能比其他事情更容易预测），或者他可能正在因不必要的性想法向您反复寻求保证。

性强迫可能是一种特别孤独的强迫症形式，在这种形式中，强迫思维的内容是如此禁忌，以至于患者不敢向任何人，甚至是亲密的家庭成员透露自己的思想。这并不是因为缺乏信任，而是因为患者觉得有这样的想法过于羞耻。和其他的强迫思维一样，实际的思维内容，无论对患者来说这些想法有多么讨厌，它都必然会成为一种不时出现在脑海中的东西。区别在于解决这些问题的紧迫感。

有些人用 HOCD 或 SO-OCD 来描述与变成不同性取向有关的强迫症，或者用 POCD 来描述与变成恋童癖有关的强迫症。请注意，这些缩写没有临床意义，只是强迫症词汇里的一部分。强迫症包括了强迫思维和强迫行为，强迫的具体内容并不影响强迫症的诊断。换句话说，关于性方面的强迫症并没有什么特别的。

然而，您的强迫症家人可能为此感到困扰或挣扎，他或许会认为自己存在缺陷。他被恐惧所吞噬，担心自己在性方面出了问题。心理学界可能有一种趋势，即探索这些想法究竟意味着什么，但它在现实中的意义是他是正常的，只是简单地害怕自己变成那样而已。您需要记住，这与强迫思维的内容是什么没有关系，没有什么值得探索的，他不会有什么威胁到别人的行为，他也没有性方面的问题。他有的只是失败的处理不必要想法的策略。在面对性相关的想法时，他总是试图证明或者说服自己，自己的这些担心是不真实的，也正是因为这样，他的恐惧变得更加有害。

您会在某些强迫思维（特别是性倾向和暴力倾向）中听到："我知道我永远不会这样做，也不会成为这样的人，但我必须确定一下。"问题是，当一个人越是试图证明一些自己已经相信是真实的事情，他就会越怀疑。不妨试试：看看您穿的衣服，注意它是什么颜色的。您确定知道它是什么颜色吗？当然，如果您能分辨颜色，您就可以确定您衣服的颜色。现在，想象一下您有责任更加确定您的衣服是什么颜色。您能做的就是每隔几分钟告诉自己"我的衣服就是____颜色"。所以每隔五分钟左右，问问自己您的衣服是什么颜色，然后告诉自己是那种颜色。当您这么做的时候会发生一件有趣的事。您以为是蓝色的东西，您开始觉得它可能是一种灰色或青绿色。这是因为您的大脑一直在努力解释您的行为，而重复告诉自己同样事情的唯一合理解释，就是您一定遗漏了什么。这造成了怀疑，导致了您需要通过更多努力去说服自己。设想一下，如果您的家人有性相关的强迫症，他也在做着同样的事情，他只是试图确定他不是个性变态者，不会对孩子产生威胁，也不会对兄弟姐妹产生性威胁，或者有"错误"的性取向。性强迫困扰的核心往往是害怕否认。想象患者一天所涉及的耻辱，不得不"承认"他的恐惧不仅仅是强迫症。在没有治疗的情况下，强迫思维将无止境地增长，这实在是一种折磨。

您可能在以下场景中看到家人有关于性方面的强迫症状：

- 对某些会触发强迫症状的场景（例如电影中的同性恋性爱场景）表示过度厌恶。
- 回避环境中的触发因素（例如，由于害怕对孩子产生性想法而不想接近学校）。
- 避免性亲密。
- 避免任何可能引发不必要的想法的事情（例如为婴儿更换尿布）。
- 对性想法反复寻求保证。
- 拒绝谈论任何有关性的话题。
- 研究性和性行为，特别是在互联网上，希望能获得有关他担心的事是没有根据的保证。
- 重复行为，如身体动作，或重复自己的动作以使自己确信没有做不适当的事情。

您的强迫症家人可能正在做的其他事情（您可能还没看到的）：

- 回顾每一个潜在的与性相关的想法。
- 测试他是否被某些人吸引（包括在某些情况下检查自己腹股沟处的感觉）。
- 深入分析假设的性事件（例如，如果有机会的话，我会参与这种性行为吗？）。
- 回顾过去的每一次性行为，以寻找越轨的证据。
- 通过看色情图片和有关性的研究来寻求保证。
- 惩罚自己，为他认为无法接受的想法而自我厌恶和感到羞耻、内疚。

- 分析您所做或所说的事情，将其作为揣测您是否认为他在性方面有问题的指标。

他可能会担心：

- 您会认为他是个怪胎、变态，或者一个傻瓜。
- 您不相信他有强迫症，您会抛弃他。
- 他会发现自己并没有强迫症，您会因为他的误导而恨他。
- 您会认为他对儿童是个威胁，因为他有能力实施性犯罪。

您可能会担心：

- 他（您的伴侣）已经不再享受性生活了。
- 他从来不自由，无法享受当下，因为他总是在思考。
- 他会因为避免遇到会触发强迫思维的场景而错过很多社交活动。
- 他会因为害怕而错过了成为父母、参加约会等的机会。
- 他似乎不相信您能理解他正在经历的事情。
- 还存在一些其他的心理问题。

暴力强迫（伤害强迫）

您是否曾经有过这样的冲动，想突然踩下油门冲出马路？您是否想过，是什么阻止了您在公共汽车站把站在您身旁的人推出去？您是否有过这样的体验，好不容易把孩子们哄上床睡觉，刚要离开，其中一个孩子要求您再做一件事，这时您感到出离愤怒，整个身体紧张得像要打人一样？您是否曾经看过关于激情犯罪的新闻报道（例如，一个嫉妒的人刺伤了他的伴侣），您想过自己也可能会做同样的事吗？您是否曾经威胁过那些反复打推销电话给您的人，要是再打来就杀了他？（得了吧，我不可能是唯一一个这样做过的人。）

伤害强迫症会把这些正常但邪恶的想法当作是警告。向有这些想法的人暗示，他本可以、可能或者有能力实施暴力行为，可以是对爱人的暴力行为、对陌生人的暴力行为，或者是对自己的暴力行为。和性强迫一样，除了避免触发和寻求不合理的保证之外，患者可能没有太多明显的仪式行为。对于大多数伤害强迫症患者，斗争主要发生在他们大脑内部，他们并不太热衷于与其他人谈论这件事。

　　强迫症的暴力想法是一种火力全开的入侵，能引发生动的暴力形象、恐怖的感觉和强烈的躯体焦虑症状。就好像您的脑袋里有一台电视，但是卡在了播放恐怖电影的频道，唯一起作用的按钮就是"音量上升"。想象一下，您正坐下来和家人共进晚餐。您要切美味的牛排，然后伸手拿刀。当您的手接触刀柄的一瞬间，突然有一幕画面在脑海中撕开，就像是电影的倒叙一样。您看到自己抓住刀子，然后把刀刃插入坐在您左边那个人的身体。他大喊、哭泣、怒吼，然后请求您谅解，他在您面前死去。混乱接踵而至，警察来了，您无法解释为什么这么做。每个人都恨您。您被判了死刑。后来您又回到了现实中，但是已经不再想吃美味的牛排了。

　　伤害强迫症的核心问题是，万一我伤害到了其他人怎么办？因为在生活中，有些人确实会伤害别人，这个问题乍一看似乎是合理的。就像性强迫症一样，如果您的家人有伤害强迫症，他会认为任何伤害都有可能会降临到自己或者身边的人身上，而他要为此负责。伤害强迫症的焦点也可能会集中在"抓狂"或发疯上，使得患者害怕去公共场所，因为他可能会横冲直撞。伤害的目标往往是患者最关心的人：配偶、兄弟姐妹、子女或父母。自伤强迫症也属于伤害强迫症范畴，患者害怕会产生突如其来的冲动行为或者不可预测的自杀行为。这和自杀是不同的。患者害怕的是因失去控制而自杀。不管是什么恐惧，强迫行为使这种恐惧的结果在短期内似乎变得不太可能会发生。这就是仪式行为如此吸引人的原因：它们提供了一种暂时的解脱和安全感。

　　如果您的家人有伤害强迫症，那并不意味着他身体里藏着一个汉尼拔·莱克特（Hannibal Lecter）。恰恰相反，他非常抗拒那些对每个人不时会产生的暴力想法，他会不惜一切代价摆脱这些想法。问题是，他需要通过仪式行为摆脱这些想法，但是仪式行为却会使这些想法变得更牢固、更有侵扰性且更扭曲。

您可能会看到您有伤害强迫症的家人有以下表现：

- 回避刀、恐怖电影和愤怒，回避任何能让他和不必要的暴力想法联系在一起的东西。
- 避开他认为自己可能会伤害的人。

- 回避更可能实现暴力想法的情境（去野营旅行，独自在家和孩子们待在一起，等等）。
- 问很多关于强迫症患者和反社会者之间有什么区别的问题（这通常包括在线查阅许多这方面的研究）。
- 坦白不必要的暴力想法。
- 要求确认自己不曾伤害任何人。
- 执行旨在中和坏思想的仪式，如轻敲、重复或计数。
- 要求自己的视野范围内不要出现会触发伤害强迫症状的物品（例如刀子）。

他可能正在做的其他事情（您可能还没看到的）：

- 回顾和分析所有闯入性思维，从中寻找危险的证据。
- 想法中和——尝试用积极的想法取代不必要的想法（例如，在心理上重复"拯救"这个词，试图以此覆盖闯入性的词"杀死"）。
- 追溯和回顾以往经历，以寻找伤害或可能造成伤害的证据。
- 对存在暴力想法感到持久的内疚。
- 分析您的行为和您说的话，以此确定您不认为他存在伤害风险。

他可能会担心：

- 尽管做了所有的仪式，但他可能漏掉了某个步骤，您可能会因此受到伤害，或者他可能因此伤害自己。
- 您会认为他没有强迫症，他只是疯了或只是个危险分子，您会报警或者让他住进精神病院。
- 在他身边您不安全。
- 您认为他很可怕。

您可能会担心：

- 他不再参与家庭活动。
- 他有时会因为某件事触发了他的强迫症而大吵大闹。
- 他不爱您或者不想靠近您。
- 他开始相信其强迫思维的内容，并以危险的方式行动（尤其是自伤强迫）。

宗教强迫（宗教上的顾忌）

您的家人是否一直在为强迫症祈祷？他可能是一个很有信仰的人，真正地与他所信奉的神有所连接。但是，对于一些有信仰的强迫症患者来说，他们的信仰成了他们强迫思维的焦点。毕竟，强迫症总是倾向于针对患者最关心的事情。对于信徒而言，他与所信奉的神之间的联系很可能是他最珍视的东西。我们在第 1 章中讨论过强迫行为是如何减轻不必要的想法所带来的痛苦并不断被强化的，那您应该能发现，如果有人产生了关于上帝的不必要的想法，那消除这种想法的冲动该有多么强烈。

如果您的家人有宗教强迫，他可能会背负有关亵渎神明或怀疑自己信仰的闯入性思维。就像其他强迫思维一样，有关宗教的强迫思维事实上只与个体害怕的事有关，而与他实际的信仰没有多大关系。所以他开始证明它们是错的。但是当强迫症状关联到他的信仰时，这变成了一场噩梦，祈祷变成了另一种仪式，而不再是他与神明间沟通的途径。他试图只考虑"正确"的想法，结果却落空了。然后"错误"的想法涌了进来，这些想法可能是罪恶的（比如有关性或者暴力等），也可能是关于不够坚信自己的信仰，或者违背他所遵循的宗教经文的想法。如果您的信仰要求您每天祷告一定次数，那您怎么能确定每一次祷告都能算作是一次真正的祷告呢？如果不能算作是一次"真正的"祈祷，您该怎么办呢？以防万一，还是再祷告一次吧。

如果还有来世，如果一个强迫症患者的宗教信仰包括永恒的奖赏或惩罚，他可能会对这种惩罚充满闯入性思维，并且通过实施强迫行为来防止这种可怕的闯入性思维实现。如果您的家人存在宗教上的顾忌，噩梦就会自我延续。如果不这么做，他会下地狱的。但这样做的话又会让他觉得已经下地狱了。这是双重的约束，因为宗教信仰需要在没有任何证据的情况下接受教义，而强迫症则需要有证据来证明担心的事不会发生。如果他把处理细节的责任交给了他所信奉的神明，那也许是件好事，但他怎么能确切地知道哪些细节该交给神明呢？如果他服从于他的强迫性冲动，想尝试一下如果真的不遵循教义或者不是真的在实践信仰，这又会带来什么后果呢？

您可能会看到您有信仰强迫的家人有以下表现：

- 过度祈祷、重复祈祷、以过于刻板的方式祈祷。

- 因为害怕会出现不必要的想法，或者所必需的仪式太令人望而生畏而回避礼拜场所（如同污染强迫的患者回避清洗活动一样）。

- 过度阅读宗教教义，用于强迫祈祷或保证。

- 向家庭成员和宗教人士忏悔或寻求保证。

- 产生与亵渎神灵的想法有关的其他仪式（例如，反复走过门口，重新洗手，或吟唱某些话）。

他可能正在做的其他事情（您可能还没看到的）：

- 默默祈祷，试图控制或中断与他的宗教信仰相冲突的想法。

- 分析特定的宗教经文的含义，以及它是否特别适用于他。

- 在心里默默与精神导师讨论，以求让自己安心于自己的宗教观念。

- 重复自我保证，比如告诉自己上帝会原谅他犯的错，上帝知道他已经尽了全力。

- 强迫惩罚自己（例如，强迫自己悔改或通过做其他事情来为潜在的罪行付出代价）。

他可能会担心：

- 您认为他已经失去了信仰。

- 您讨厌他的刻板或难以相处。

- 他不履行仪式会给您带来不好的后果（例如，如果他不祈祷，您就会受伤害）。

您可能会担心：

- 不再会有家庭活动或者即便有也不再令人愉快。

- 他似乎处于一种不断受苦的状态。

- 他变得对您的信仰实践方式持评判或批评态度。

道德强迫（道德禁忌）

类似于宗教强迫，道德强迫是指痴迷于忠于某些信念才能做正确的事情，只是此时完全不涉及宗教内容，只涉及道德内容。道德强迫所涉及的内容广泛。它可能集中于一些看似微不足道的行为，比如不要把铝罐放在垃圾筒里，要放在回收箱里；或者可能是不得不遵从的某种重要观念，比如永远不能对伴侣不忠。

道德禁忌将"好人"供奉在祭坛上，但是仍然觉得做得还不够彻底的。他们往往表现得残忍、极度诚实，甚至达到荒谬的地步，因为他们非常害怕自己不诚实。他们只见树木却不见森林，只专注于自己当下所说所感的细节，以及他们在每一刻的意图，所有一切都是为了确定他们自己是正直的人。

现在您正在做类似于不道德的事。如果您有道德强迫的话您将很难忍受自己做不道德的事，哪怕只是一点点。如果您正在阅读本书的印刷版，您手持的可能是一小片雨林，这小片雨林来自边缘化的当地人赖以生存的家园。如果您阅读的是本书的电子版，阅览器中的芯片是由某种金属制成的，这种金属可能是在最可怕的工作条件下开采出来的。但是从我的角度来看，您仍然是个好人，很抱歉让您注意到了这些细节。但想象一下，对您患有道德强迫的家人来说这会是什么样子。对他们来说，这些细节总是暴露在聚光灯下，"让它去吧"就像是不关心人性，这将是最严重的罪行。

道德强迫也可以表现为与闯入性的"坏"想法斗争。这些想法可能关于种族主义、性、粗鲁的或粗俗的东西——任何患者认为不能大声说出来的话都是不可接受的。似乎这种想法的存在就像在屋顶上大喊一样，而患者的良心只有在他的想法被净化之后才会变得清澈。关于您的家人，如果他有道德强迫，在任何时候他都有可能被内疚所吞噬。无论他是否意识到这种内疚是荒谬的，它都像一把刀一样刺伤他，实施强迫行为似乎是唯一的出路。

您可能会看到有道德强迫的家人有以下表现：
- 坦白不必要的事件细节。
- 显示出过度的道德标准（例如，确保每个人都能看到他的结婚戒指，让他们知道他没有欺骗伴侣的意图）。
- 为真实或想象的事件（或仅仅是有了坏的想法）而过度道歉。

- 寻求关于是非对错或者过去发生的事情的保证（这包括要求您口头确认他的道德是合乎标准的）。
- 回避道德的"灰色地带"（例如抵制各种产品、商店或活动）。
- 过度检查以确保他没有涉及欺骗或违反规则（例如，反复检查纳税表）。
- 进行与道德相关的仪式（例如二次清洗，因为允许任何细菌转移到另一个人身上都是不道德的）。
- 诚实地"犯错"（例如，根据真实情况回答"亲爱的，这会让我看起来很胖吗？"这样的问题）。

他可能正在做的其他事情（您可能还没看到的）：

- 经历无处不在的、难以抵挡的内疚感和自我憎恨。
- 心里默默回顾那些引发强迫想法的事件。
- 分析过去发生的事是否存在的其他可能性（例如，如果我这么做的话，那……？）或者分析未来潜在可能会发生的事件（例如，如果……的话，我会做不道德的事情吗？）。
- 惩罚自己，批评自己，反复告诉自己是坏的或不够好的。
- 想法中和——用所谓道德的想法取代不道德的想法。

他可能会担心：

- 您会认为他很坏（他可能最信任您的观点，因此他每次遇到道德相关的困扰总是来向您寻求保证）。
- 您会发现他很坏，并抛弃了他。
- 他在伤害您，因为他没有向您坦白自己"实际上"是个多不诚实的人。

您可能会担心：

- 没有什么能让他对自己满意。
- 他不能全身心地投入家庭活动。
- 他变了，变得过于严肃、难以取悦。
- 他的过分坦白会伤害你们之间的关系（比如您的伴侣一再向您坦白对他人的好感）。

关系强迫

"真的"这个词是关系强迫的关键词。这个问题有时是以一个简单的、直接的想法开始的：如果我不再爱我的伴侣该怎么办？这样的问题毫无意义，没有威胁性，而且具有随机性。我当然爱我的伴侣。但如果哪天我真的不爱他了呢？这是两个不同的问题，这是一个关于确定性的问题。一旦问题变得关于确定性，那您爱的患有强迫症的人就会觉得自己有道德义务去证明这一无法证实的事。它通常开始于某种形式的情感检查，试图查看他自己是否能感觉到爱，但这种尝试一旦开始就会变得难以控制。

从表面上看，这似乎是在怀疑亲密关系。如果您是他的伴侣，那他怀疑的就是您（"怀疑您"会成为一个很棒的情景喜剧标题）。更准确地说，这是对他自己的怀疑。他因为自己对您有这种无法控制的想法而感到痛苦。这可能只是一个想法，但他过于重视并信以为真。一开始他可能根本不相信这是真的！这种想法可能关于您的外表、信仰、过去，或者任何东西。问题是，他太爱您了，以至于面对这些信息时无法置之不理。失去您将是多么可怕的事啊，为了不失去您而实施点强迫行为是多么的必要。换句话说，他对您的爱超出了他的承受能力。这么说或许很奇怪，但是接受吧。

如果您正在恋爱，想象一下您的伴侣。想想这个人曾经做过什么事情让您觉得难堪。可能是一些小事情，比如他异乎寻常地吃了一大口的食物。现在想象一下，这样的想法与你俩的爱情紧紧联系在了一起。每当您感受到与伴侣间的爱恋时，眼前就浮现出他嚼着一大块食物（或者做着其他会让您不舒服的事情）的画面。如果这个画面停顿在此，在您的余生中，您就不得不隐藏着对脑海中不必要画面的厌恶而冲着您的伴侣微笑。对于强迫症患者来说，不必要的画面和想法会变成污点。它们会变成您无法克制去想的事情，即使您知道它们是不合理的或者更愿意想想其他事情。您会做些什么来挽救这段关系？您会不遗余力地让这些困扰您的画面或想法消失吧。那么，对您的强迫症家人来说，这意味着要实施强迫行为，不过，这却会让事情变得更糟。

您可能会看到有关系强迫的家人有以下表现：

- 表现出对关系的恐惧或疑虑。

- 过分寻求对关系健康的保证（包括研究有关关系的书籍和文章）。

- 对您的过去和您对过去的感受提出过多的问题。

- 过度地说爱您或者其他有保证意义的话。

- 避免过度亲密，以回避与关系健康有关的令人担忧的想法。

- 表现得过度亲密以证明关系是健康的。

- 回避有利于关系健康发展的事情（比如见您的父母、一起度假等）。

- 在某些事情触发他的强迫症时，突然陷入一种不愉快的情绪（有时包括对您无意中参与触发他强迫症状的愤怒）。

他可能正在做的其他事情（您可能还没看到的）：

- 不断地分析关系。

- 感觉到他在否认或谎报对您的爱。

- 对享受当下的关系感到非常渴望，但却难以做到。

- 深入分析所有与关系相关的事情。

- 深入分析您说的每一句话，以确定它是否传达了您对这段关系的看法。

他可能会担心：

- 您会放弃他。

- 他配不上您。

- 他会毁了您的生活，因为他"引导"了您却又改变自己的主意。

- 您认为他只是嫉妒或乐于控制；您不会相信他的行为是因为强迫症。

您可能会担心：

- 他实际上对关系存在严重的怀疑。

- 对他而言，您还不够好。

- 他变得自私又刻薄，不再是您曾经认为的那个人。

思考

　　如果您读了上面的每一部分，花了大量的时间分析、学习以及判断您所爱的人，这并没有错。只有这样，没有强迫症的人才能理解患有强迫症的人。花点时间想想，如果您是强迫症患者，那会是什么感觉。患有强迫症的人被了解、得到评估、接受治疗，大多数患者为了变得更好愿意付出一切，但这个过程很痛苦，因为这个过程要求他们成为"另一个人"，被研究、被观察，甚至被怀疑。想一想，您如果加入这个过程，结果会如何？

您的挣扎

　　到目前为止，您可能读到了很多令人心碎或是心烦的东西，当然也是令人困惑的。您可能读到了很多与家人的强迫症看似无关的内容（因为强迫症状涉及方方面面，所以我无法在此尽数所有症状）。您已经在家里忍受了家人的很多症状，现在您耐着性子去阅读并理解强迫症的相关基础知识。您这么做是因为您在乎。您在乎是因为此人是您的家人。

第 3 章
诊断及治疗

　　如果您的家人被诊断患有强迫症，那么这个诊断也许是一种解脱，因为或许您曾担心过他患有某种"严重的精神病"。诊断是疗愈过程的重要部分。如今，很多挑剔或吹毛求疵的人喜欢说"我在……方面有强迫症"之类的话，这些话让真正的强迫症患者家庭生活紊乱的严重程度遭到误解。有些人批评用诊断来帮助人们克服生活中的困难，因为他们认为不应该把人分类，或者让一些人自我认同为病人。我不太同意这种观点，作为一名强迫症患者，我认为诊断名称改变了游戏规则。它提醒我，当我被不必要的想法和感觉所淹没时，这不是性格上的失败，也不是一些丑陋的个性特征。这是一种临床状况，有一些临床工具可以帮助我提高对它的掌控。诊断意味着我在宇宙中并不是完全孤独的或者注定要遭受这样的折磨；相反，我与世界上数以百万计的人有着一些同样特定的特征。记住我有强迫症的诊断让我受益至今，即便有时我发现我也应该考虑其他观点。

诊断是什么样的

　　理想情况下，诊断应该是在精神病学专家、心理学专家或其他受过精神疾病评估训练的专业人士进行评估之后进行的。评估强迫症最常用的量表是耶鲁-布朗强迫症量表（Y-BOCS），它列出超过 50 种常见的强迫思维和强迫行为（Goodman 等，1989）。可以通过评定量表的形式来确定强迫症状的严重程度，或者列出一份基本的强迫思维和强迫行为的症状清单。儿童强迫症最常用的评估量表是儿童版的 Y-BOCS，又被称为 CY-BOCS（McKay 等，2003）。除了使用 Y-BOCS 这样的评估工具外，与临床专业人员的初次会面可能还包括一次临床访谈，内容包括有关症状产生的历史及其影响等（关于不同取向的治疗师，以及如何获得这些治疗，详见第 11 章）。

心理健康专业人员也会使用基于家庭的评估量表，来更好地理解强迫症在家庭中所扮演的角色。强迫症家庭功能量表（OFF）可以用来评估强迫症对家庭功能的损害程度，包括情绪影响（Stewart 等，2011）。家庭迁就量表（FAS）可用于评估家庭成员如何迁就强迫症（Calvocoressi 等，1999）。

并不是每个人都能负担得起或能接触到一位合格的专业人士来进行诊断评估的，但这并不妨碍强迫症患者恢复健康。我鼓励任何怀疑自己患有强迫症的人阅读一些关于强迫症的知名著作（见"资源"部分），并且浏览国际强迫症基金会网站（http://www.iocdf.org）上提供的信息；但是要避免在网上进行强迫症自我测试。

如果您的家人能找到专业人士会诊，但他犹豫是否要得到诊断，您可以试着帮他找出原因。比如，他可能害怕被贴上标签，或者会因花家里的钱治病而感到羞愧，或许别人告知他有强迫症这件事比强迫症本身更让他心烦。在本书后面的章节，我会讨论为什么反复提供保证往往没有帮助，但在某个方面，提供保证是完全可以被接受的。需要强调的是，诊断并不能定义一个人，而是找到了使事情变得更好的途径。患者害怕向陌生人敞开心扉，害怕向刚认识的人讲述整个可怕的故事，您要对这些事情共情。最重要的是，让他知道您会一直支持他。

了解您在治疗中的角色

您无须成为帮助家人进行强迫症治疗方面的专家。事实上把自己置于"专家"的位置可能会适得其反。对待罹患强迫症的家人最好的方式是始终把他当作家人。您不是他的治疗师，如果您想通过成为他的治疗师来让他受益的话，那是不太可能的。实际上强迫症患者比您想象得更依赖家庭的支持。患者与强迫症的斗争是一段孤独的旅程——即使是其他患有强迫症的人也未必能确切理解这对他来说意味着什么。您家庭中的强迫症患者会把家人和家庭看作是接受治疗后回归的地方，在这里他会感到和自己爱的人很亲近。如果您表现得好像是他的治疗师的话，那么你们之间就会产生隔阂。他可能会因此感到孤独。所以，还是做妈妈、做爸爸、做兄弟、做姐妹、做他的儿子或女儿吧。

然而，这并不意味着您不能参与治疗过程。您可以像治疗师一样，用无条件的爱和善意对待他，您也可以成为他的代言人。您可以是他的啦啦队长，指出他什么时候朝正确的方向前进，而什么时候似乎走错了方向。但您不负责他的治疗，您不是专业的心理治疗人士，也不受治疗师相关的法律或伦理观念的约束，这是件好事。任何非职业关系都承受不起这么大的压力。尽管如此，作为一个非专业人士，您需要对强迫症及其治疗有足够的了解，以便使用一些工具来支持他，并应对您内心的挣扎。以下是基本的概述，任何家庭成员都将受益于了解强迫症的治疗。

强迫症治疗的基础知识

如果您的家人正在接受强迫症的有效治疗，他通常会接受认知行为疗法（CBT）、药物治疗或两者结合的疗法。CBT 和药物治疗的耐受性通常良好，并且能有效改善症状（March 等，1997）。

认知行为疗法

CBT 常被认为是强迫症治疗的"金标准"。最近的一项 meta 分析（基于多项研究的综合分析）发现，CBT 比放松练习、焦虑管理训练、安慰剂以及其他对照治疗的疗效更好（Olatunji 等，2013）。CBT 包括三个核心要素：心理教育、认知治疗和行为治疗。

心理教育

当治疗师向来访者提供心理教育时，他实际上是在教会患者关于强迫症的知识。CBT 治疗师和来访者之间的关系首先是师生关系。强迫症患者需要自己努力才能变得更好，所以他必须首先了解自己面对的是什么，以及将做些什么来掌控自己的疾病。所以对强迫症的治疗是从了解敌人开始的。随着时间的推移，这种师生关系将变得更像教练和运动员的关系，在这种关系中，治疗师向来访者教授、指导和推广治疗工具和原则。

认知治疗

认知一词是指认识或思维。您患有强迫症的家人会因为那些不必要的想法而不堪重负。但问题并不在于这些想法的存在。我们都有很多类似的想法，只是我们对它们有不同的反应而已。强迫症患者体验和评判这些想法的方式使其显得更急迫且更具威胁性，所以使用仪式去除这些想法的动力更足。在对强迫症的认知治疗中，患者被要求找出在某种情况下他关于事物的看法会发生怎样的歪曲，如果他能转换思考方式，用更客观的角度看待问题的话又会是怎样？这么做并不是为了挑战强迫思维的合理性（比如每天和我的孩子争论为什么她的奶瓶盖是这种颜色并没有那么重要），而是挑战患者用强迫行为来回应强迫思维的必要性。

这类思维过程被称为认知扭曲。下面举几个例子；要想更多地了解有关强迫症中常见的认知扭曲，请参阅《强迫症的正念治疗手册》（Hershfield 和 Corboy，2013）。

非黑即白　是一种非此即彼的思维方式。例如：

- 我的手要么干净，要么脏。
- 我要么是异性恋，要么是同性恋。
- 我要么是好人，要么是坏人。
- 我要么有坚定的信仰，要么就没有信仰。
- 我要么与我的伴侣相爱，要么我们就水火不容。

这种想法让他很难对抗强迫症。例如，此时此刻他认为他的手是干净的。他在坐下来写这句话之前刚洗过手。然而，他并不确定这台电脑的键盘是否干净。因此严格地说，现在他的手指上可能沾有细菌。如果他认为他的手要么是完全干净的，要么是完全肮脏的，那么他可能会忍不住要再去洗手。如果他说它们是干净的，那么它们接触到的任何东西都会使它们变脏，他必须要再去洗手。如果他说它们是脏的，那更得洗手了。最后，为了让他可以写作而不是洗手，他不得不克服关于手是否清洁的困扰，接受它们只是手，介于干净和肮脏之间。

作为支持性的家庭成员，请尝试着挑战您自身存在的非黑即白的想法。您患有强迫症的家人需要您把他看作一个完整的人。如果您单纯地认为他"有病"或"没病"，那么您就会因为需要不断地治疗他的"疾病"或维持他的健康状态而负重累累。重点就会变成他是"有病"或"没病"，而不是他这个人。

灾难化　往往是预知到了某种消极的未来，并且认为自己无法应对它。您可能会听到患有强迫症的家人常说"如果 ____ 是真的，我就会死"，或者"飞机要坠毁了"，或者"如果我不洗衣服，我就会生病"。所有类型的强迫症都充斥着灾难化的想法，关键是承担这些结果的风险太高了，因为这些结果一旦发生都是没人可以应对的。其实我们都无法预测未来，认识到这一点后我们可以说"我不知道会发生什么"，这要比说"我必须确保坏事不会发生"更能帮助您的家人抵抗强迫。

您担心您的家人，所以您才会看这本书。但是，我们经常被诸如"如果他不变得更好，生活将无法忍受"的想法所困扰，以至于我们会开始做一些让事情变得更糟的事。您无法预知他的未来，但您一定会找到一种方法来帮助他，接受这种观念将帮助您更好地支持他。

忽略正性信息　是指无视那些与强迫症对抗的证据。您可能已经注意到，您给家人提供的反复保证似乎作用并不持久。因为强迫症强调的是"这一次"。"当然，我从来没有用我的车撞过任何人，以前也没注意到，但这一次我可能撞到了，我需要回去。""当然，医生说我的痣看上去很正常，但这一次他没有彻底检查，似乎急于让我离开他的办公室。"强迫症患者倾向于接受支持他们恐惧的观点，并对反驳他们的证据置之不理。这似乎完全不合理，但从强迫症患者的角度来看，这是安全性问题。对他来说，假设可怕的事情都不会发生是不安全的，负责任的做法是认真对待所有的威胁（甚至是想象中的威胁）。

您可能认为自己不擅长支持患有强迫症的家人。因为您做了很多努力，花很多精力读这本书，带他去看病，满足他的需求，或者努力不去满足他的需求，不管他的治疗师说了什么您都会努力去做，即便这样，他仍然在受苦。您看到您的家人做了一个仪式动作，一瞬间，您感到所有的付出似乎都白费了。您最大的恐惧是他永远不会快乐或者康复，当您看到他做出不快乐、不健康的行为时，您就会忘记他所取得的进步（以及您在其中所发挥的作用）。这也是一种忽略正性信息的表现。

隧道视野 是指过度关注与强迫思维有关的事。它与忽略正性信息相反，它只涉及"输入"支持强迫思维的信息。比如：您和患有污染强迫的家人一同走进一家餐厅。那里的食物闻起来很香，音乐很让您放松，这时您的家人却只注意到菜单上的污渍，并认为上面可能覆盖着致病细菌。也许您此刻正在点头，想着"无论我们走到哪里，她看到的都是这些！"您说得很对。她的强迫症使她关注环境中与强迫思维有关的东西，从而无法看到隧道外的东西。如果她能够认识到自己的隧道视野，并注意到这些事情并不那么重要，这将有助于抵制强迫反应。

您也有强迫倾向，只不过您不是强迫症患者。因为您有一位正在与强迫症抗争的家人，您听说过强迫症，谈论过强迫症，思考过强迫症，并且经常处理强迫症。您的世界变得和强迫症息息相关。如果您对家人的症状太敏感，您也会成为隧道视野的牺牲品。您可能会在您家人的所有行为中看到强迫症的影子，甚至那些仅仅是怪癖或与强迫症无关的行为，您抓住他的每一次洗手、提问或重复不放。这让您经常扮演监狱长或者原告的角色，造成你们之间产生矛盾，彼此疏离。他有强迫症，但强迫症不是他的全部。

情绪化推理 是指因为感觉某件事情是真的就确信它是真的。您可能已经看到您的家人似乎被冻结在那里，完全被某个想法困住。您想告诉他："放手吧，继续前进，放下它。"但不管他被什么困住，您都体会不到他的感受。因为他感觉向前走是危险的或错误的，那么对他来说向前走就必定是危险的或错误的。如果您认为婴儿会受到伤害，您还会离开他吗？如果您的直觉告诉您，孩子会受到伤害，而您的伴侣却告诉您不会，您可能"知道"您的伴侣说的是对的，但这种感觉也是不会有错的！能够认识到我们的感觉是一回事而行为又是另一回事，这对强迫症患者而言是很重要的。违背自己的感觉需要巨大的勇气。一般情况下，感觉是值得信任的，但是对强迫症而言，就好像大脑中有什么东西按下了某种感觉按钮，使患者感到内疚、恐惧、后悔等。外面的世界说不要相信它，它只是强迫症而已，但内心世界描绘的却是另一幅景象。

您可能会因为拒绝参与家人的强迫行为而感到内疚。您可能会认为这种内疚是您做错事的证据。然而，任何关于强迫症的书（或任何强迫症治疗师）都会告诉您不要屈服于家人的强迫症。因此，您可能无法忍受这种内疚的感觉，但这并不意味着您做错了事。相反，您必须着眼于大局：认识到您正在做的事情是为了帮助家人克服强迫症，这种内疚的感觉只是一个不幸的副产品。

过度的责任感　是指认为只有自己对阻止坏事发生负有责任。您的家人会感到自己对因未能足够警惕强迫症的要求而导致的任何悲剧事件都负有深切的责任。他的强迫症可能要求他勤洗衣服以防止别人生病，要求他证明自己的性取向以保证婚姻美满，要求他捡起一片树皮来确保没有人用它来刺伤别人，这种强迫症列表可以没完没了地写下去。责任是有限的，而强迫症要求患者承担无限的责任，能够认识到这点就能够分辨"选择忍受不舒服"和"强迫性地冲到铁轨上拔除钉子"两者之间的差异。

我们感到自己对家人的健康和幸福负有责任。这是家庭的基本功能。不仅仅是父母觉得对他们的孩子有责任，一个十几岁的男孩也可以为他的姐姐负责，一个成年的女性可以对她的父亲负责。我们情不自禁去这么做，这很好。但是当您如此迫切地想要一些东西的时候，就像强迫症患者想要确定自己的强迫思维一样，您就会开始认为您必须对这些事承担全部责任。当您难以解决现实中的这些问题时，这就会导致您精疲力竭和心怀不安。想要真正成为支持性的家庭成员，您就必须把处理强迫症的责任部分或全部交还给患者本人。放下责任不是一件容易的事，但往往是唯一有效的办法。对于强迫症患者而言，要想克服强迫症状，他必须选择对抗强迫思维。如果不给他这样的选择，他的大脑将永远不会做出对那些不必要想法的恰当反应。

行为治疗

行为治疗作为一种帮助人们改变思维和感受的方法，聚焦于校正人们的行为。在强迫症 CBT 中使用最多的行为治疗方法是暴露反应预防（exposure and response prevention，ERP），它能非常有效地改善强迫症状（Franklin 等，2000）。事实上，如果您的家人正在接受强迫症的治疗，但尚未接受任何形式的 ERP 治疗，那么他可能还没有得到适当的帮助（请注意，某些形式的 CBT，如接纳与承诺疗法，可能没有具体使用 ERP，但它们同样有效，因为它们采用了鼓励不回避恐惧的技术）。

我试着向我六岁的孩子解释我是做什么的。我是这样说的："我和人们谈论他们害怕的东西，然后去寻找它。一旦我们找到了，我就教他们如何处理害怕，直到它不再显得那么可怕为止。"我想她可能会认为我是巫师，但这就是强迫症专家所做的事。暴露是让患者更接近恐惧的想法或情境，一旦它出现在患者面前，就可以练习使用不同的策略来应对。我说的不同，是指不采用强迫行为来应对——因此称为反应预防。一旦大脑见证了没有强迫反应的恐惧情境，它就不得不重新评估这种恐惧情境必须有强迫反应的立场。如果这种情境不需要清洗或清洁或回避或反复保证，那么这种情境应该是可接受的，尽管该情境依然是不确定的。一旦开始接受不确定性，焦虑（这是大脑告诉人逃离危险的方式）就会减少，因为此刻焦虑就变成了资源浪费。

行为治疗的核心是人们都能控制自己的行为选择。这在一开始可能很难接受。强迫意向似乎具有压倒一切的力量，让人感觉无法抗拒。"我不能停下来"这句话，您可能已经听您的家人说过很多次了。但事实是，这句话背后还有更多的内容："我不能没有痛苦地停下来。"通过与强迫症专家合作，您的强迫症家人可以学会逐渐停止强迫行为，学会用健康的策略来应对痛苦。

当人改变行为时，思想和感觉也随之发生变化，因为大脑无法忍受的是人的想法、感觉和行为的互不一致。如果人的行为持续了足够长的时间，想法和感觉就会与行为表现一致。强迫是正确的，因为它表达恐惧。暴露也是正确的，因为它代表信心。

ERP 通常从创建暴露等级清单开始，依次罗列从最容易到最害怕面对的场景。虽然有些人通过被扔进深水区来学习游泳，但大多数人都是通过一步步的学习，循序渐进地学会游泳。克服强迫行为就像学习演奏乐器：首先要学会如何拿乐器，然后学会演奏音阶，接着学会演奏简单的乐曲，渐渐地学会演奏更复杂的乐曲，最后学会自己写歌。如果给门外汉一件乐器，然后直接把他推上舞台，这样只会制造出更多的恐惧。

一旦治疗师和强迫症患者制定了治疗方案，确定哪些项目将在何时进行暴露，治疗师就开始通过 ERP 练习支持和指导强迫症患者。在大多数情况下，ERP 练习会在治疗中进行，然后作为家庭作业让患者带回家继续训练。真实暴露包括接触现实生活中的恐惧。例如，害怕细菌的人可以通过触摸治疗师的办公桌来练习暴露，然后通过延迟或放弃洗手来进行反应预防。一旦他能容忍这种情况，就可以去做一些更有挑战性的事情，比如触摸公共栏杆。想象暴露被用来面对假想或抽象的强迫恐惧，通常包括写作练习，让患者想象自己的恐惧变成了现实。在想象暴露中，反应预防包括抵制中和或自我保证的冲动。

随着您的强迫症家人坚持逐渐暴露在他的恐惧中并实践反应预防，他的想法会转变，焦虑将开始减少。这种恐惧减少的过程，被称为习惯化，是暴露的主要目的。近期研究表明，大脑中可能存在抑制性学习模式，在这种模式下，反复暴露于一种可怕的情境会告诉人们这种情境不仅具有潜在的危险性（兴奋性），也具有潜在的安全性（抑制性）（Craske 等，2008）。在大脑中，该情境是可接受且不具有威胁性的观点，与该情境是难以接受且恐惧的观点相互竞争。无论焦虑存在或消失，这种竞争都会发生，因此学会接受和忍耐焦虑与学会减少焦虑一样重要（也许更重要）。最终，在反复暴露后，患者的焦虑程度极大可能会下降，在这个过程中，他将学会如何在伴有焦虑且不产生强迫反应的情况下维持良好的功能。

锻炼强大的大脑肌肉   锻炼肌肉最好的方法是举重。但不能从最重的重量开始，否则会伤到自己；也不能让别人帮忙举重（正如我的教练所指出的）。在适当的重量下反复练习，起初可能会有些不适应，但随着时间的推移，肌肉会变得越来越强大。想象有一块大脑肌肉是负责容忍不确定性的。ERP 练习通过让患者精神举重来增强他的那块大脑肌肉。

对您来说也是如此，您也需要增强大脑肌肉，也需要克服恐惧。眼睁睁看着家人遭受污染强迫症状的折磨，看着他感到被污染，但又必须试图抵制清洗，这一定很痛苦。您可能会有一种强烈的冲动，想给他洗手液，即便您知道这是一种强迫思维（对你俩都是！）。您看着他痛苦地挣扎，他想再问一遍相同的问题让自己放心，但您不能回答他，只有这样才能帮助他变得更好。要学会如何减少对他强迫症状的迁就行为，您就不得不学会忍受与其痛苦相关的逐渐增长的痛苦感受。但是一旦您克服了其在痛苦强压下会崩溃的恐惧，他就可以克服他的强迫症。

正念治疗

当我还是个孩子的时候，见过一只漂亮的红鸟，是一只红雀，它几乎每天都在同一时间撞向客厅的窗户。它会猛地撞（砰！），摇头，接着飞走。然后它会在第二天的同一时间回来，又飞向窗户。有一天，我母亲决定打开窗户。瞧，红雀飞进了房子。母亲打开了另一边的一扇窗户，过了一会儿，红雀飞了出去。我们再也没见过它。我不知道它为什么如此坚决地要穿过我们的房子，而不是在房子上面或者周围飞。无论有没有强迫症，人的有些想法和感觉都很像那只红雀。它们必须穿透人的身体。痛苦是抵抗的产物，某种想法或感觉让人越难受，就越有可能是因为人妨碍了它。人脑袋里的噪声就是这些想法撞击关闭的窗户所发出的声音。正念就像打开的窗户，让那些想法穿过去，尽管人们更希望它们待在外面，但是这是放弃这些想法的最好形式。

正念是指不带评判地关注当下。对于强迫症，它意味着允许观察自己的想法、感受和身体感觉，观察它们本身的样子，而不是纠结于它们意味着什么。一个关于炉子开着的想法仅仅是一个想法，它也只与炉子有关。关于炉子开着的想法并不是必须去检查炉子以确保它是关着的命令。您患强迫症的家人可能经常经历一种大难临头的感觉，这并不是厄运即将来临的象征。这只是一种感觉。同样地，手臂上刺痛的感觉并不一定是心脏病发作的警告。用正念来对抗强迫症，并不是公开承认令人心烦意乱的想法及相关意向，而是让自己坐在观众席上，看着这些想法和意向在舞台上表演。这可能包括学习冥想，并在各种练习的帮助下，从头到尾练习正念。在强迫症治疗中，正念可以显著地提高 CBT 的有效性（Fairfax 等，2008）。

当您看着您的家人和强迫做斗争时，您可能会有一种冲动去安慰他，给他建议，或者回避他，想做任何能帮助您摆脱不舒服的想法或感觉的事。正念疗法会要求您花点时间观察您的想法或感觉，观察您想为他做些什么的渴望，然后选择您的反应。有时候，对您和患强迫症的家人来说，没有反应就是最有帮助的反应。只是当患有强迫症的家人寻求摆脱焦虑或做出破坏性行为时，不反应对您而言也是不舒服的。

药物治疗

强迫症患者是否服用药物是其个人的决定，但是药物在强迫症的治疗中往往发挥重要作用。除非患者还太小，不能自己对此做出决定，否则请保留您关于他是否该服药的观点。我不是故意要说得这么刺耳。只是，如果您反对药物治疗，请注意，您不是那个被不必要的想法和焦虑所困扰的人，他可能希望通过药物治疗得到解脱。如果您支持药物治疗——也许您自己也服用了类似的药物——请记住药物也会带来风险和潜在的不良反应，它们会对不同的人产生不同的效果。最后，请患有强迫症的家人（如果年龄允许，并且咨询过精神科专家）自己作出决定。

治疗强迫症的一线药物是选择性 5-羟色胺再摄取抑制剂（SSRIs），以及一种名为氯丙咪嗪的三环类抗抑郁药（Kellner，2010）。研究表明强迫症状很大程度上与 5-羟色胺（一种神经递质或大脑中的化学信使）有关，因此 5-羟色胺再摄取抑制剂能起到抗强迫作用（Greenberg、Altemus 和 Murphy，1997）。常见的 SSRIs 类药物有氟西汀、氟伏沙明、舍曲林、西酞普兰、艾司西酞普兰和帕罗西汀。有关强迫症药物治疗的入门咨询，请参阅 http：//www.iocdf.org/about-ocd/treatment/meds 网站上的 "Medications for OCD"（强迫症的药物治疗）。

剂量

美国精神病学会建议使用比治疗抑郁症和其他精神障碍更高剂量的 SSRIs 来治疗强迫症（美国心理学会，2007）。SSRIs 类药物在治疗强迫症时可采取最高剂量；需要逐渐加量直到达到患者的有效治疗剂量，这可能是漫长的过程。相比于低剂量，高剂量 SSRIs 能更好地缓解患者的强迫症状（Bloch 等，2010）。患者应该向处方医生了解他将使用药物的治疗剂量，以及加量的速度。

不良反应

抗强迫药物典型的不良反应有嗜睡或失眠、便秘或腹泻以及与性相关的不良反应。与性相关的不良反应尤其令人痛苦（特别是当患者存在与性有关的强迫症状时）。要支持患者，让他知道您赞赏他服药的勇气。千万不要说吃药是"懒惰"的治疗途径。事实并非如此。此外，强迫症会削弱患者的自尊和自我价值感，因此许多强迫症患者认为他们不应该从痛苦中解脱出来。也有患者认为自己被诅咒了，他们只是希望不会有太多的人抛弃他们。某天他们愿意吞下某种化学物质且无法预知其结果时，往往在想"我再也不能这样对我爱的人了，无论怎样我必须好起来"。所以，请为患有强迫症的家人加油打气吧。

当强迫症的药物治疗起效时，它们可以改变生活。它们是通过以下途径来实现的：

- 降低闯入性思维的体验强度——让这些想法似乎没那么"高调"。
- 提高了个体从焦虑到恐慌的阈值。
- 降低了从失望发展到抑郁的可能性。
- 增加了忍受暴露的能力，从而提高了 ERP 的有效性。

最后一点很有意义。许多正在考虑服药的强迫症患者担心药物会使他们不再害怕暴露于能引发强迫症状的环境中，从而使他们的 ERP 治疗无效。而事实上，在药物的帮助下，对恐惧的耐受性增强使患者更有能力在没有恐慌的情况下进行有意义的暴露。根据我的临床经验，这才是最终起变化的因素。不管有没有药物治疗，随着时间的推移，ERP 都是有效的。

目前，精神病学领域用于治疗强迫症的药物涉及多种神经递质，不仅仅是 5-羟色胺。尽管 SSRIs 整体上有效，但仍有 40% ~ 60% 的强迫症患者没有从单一的 SSRIs 治疗中获益，或者疗效甚微（McDougle 等，1993）。合并小剂量的非典型抗精神病药物（如作用于多巴胺的喹硫平和利培酮）或许有用（Skapinakis、Papatheodorou

和 Maureas，2007）。作用于谷氨酸的美金刚（盐酸美金刚）可能对强迫症也有一定的疗效（Haghighi 等，2013）。

治疗家庭中不必要的侵扰

当您的家人在为不必要的精神侵扰而困扰时，您和整个家庭也都在努力应对强迫症的侵扰。他的强迫症出现在最不方便的时候，妨碍了您专注于当下和享受生活。强迫症可能妨碍了一些特别的活动，比如婚礼或生日聚会。它可能会妨碍安宁的家庭时刻，比如吃饭或看电视。

当某件事触发您家人的强迫症时，您会看着他崩溃，并从他身边冷漠地离开吗？有时候您必须这么做。还是说，您会通过迁就他的一些仪式行为来帮助他走出困境？是的，有时候您也必须这么做。您会不会为了安宁而清洗或者回避他？那么，您为了维持安宁而做出的牺牲对其他家庭成员又是什么呢？您处于两难的境地。假设您的儿子患有强迫症，他看到您在摆餐具的时候不小心碰了他的叉子。您知道，只要再给他一根叉子，就能保证你们享用一顿安宁的美餐。但是当您这样做的时候，其他家人必须等着，他们可能已经急着想吃了。另外，每次他的强迫症提要求的时候，他都需要一个新的叉子。您能让他忘掉这件事吗？不可能。所以，尽管患者对他自己的强迫症负责，您也需要与强迫症斗争。

在本书的第二部分中，您将学习一些与家人一起走出强迫症迷宫的方法。正如您所做的，我鼓励您思考强迫症认知行为治疗的基本原则——它们如何对患者起作用，以及它们应如何应用于您和家人与疾病的斗争中。在认知方面，您将了解到认知扭曲如何促使您迁就患者的强迫行为，又如何增加您因不得不应对家庭成员的强迫症而日渐增长的不适和怨恨。

当您停止为强迫症家人提供保证并停止参与他的强迫仪式时，他会很痛苦，并且会让您知道他很痛苦。他甚至会为此责怪您，会说："你只要回答这个问题就好了，我就可以不再烦你！"看着您的家人受苦对您来说就像是自己在受苦一样，但是您还是需要客观正确地来看待这件事。每当我的小女儿意外撞向了卫生纸架（因为卫生纸架的高度往往与一个四岁孩子眼睛位置的高度相当），她哭起来就像是世界末日。我讨厌这样，但我知道她的痛苦消退后我的痛苦也会减轻。您患有强迫症的家人正在挣扎于某种想法、感觉或知觉，这些直中要害，并且他可能并不相信它们会停下来。强迫症使他看不出这种痛苦只是暂时的。这意味着他认为这种痛苦无休无止，他正在努力应对他所恐惧的事情，同时也要应对可能会永远与这种恐惧共存的想法。为了忍受他的不舒服，似乎您唯一能做的就是参与强迫行为以给他保证，与他一起共渡难关。

正如患者需要学会如何接受不确定性和不必要的想法存在一样，您必须学会不加评判地应对他的强迫症。在这本书的第二部分中，您将了解正念是如何帮助您应对家人的强迫症。当然，您也可以在面临其他压力时运用正念，比如当您遇到交通堵塞，或者当您接到学校打来的电话说您儿子已经在浴室待了一个小时不愿意出来的时候。

迷思：全都关于您

承认家人的强迫症在您自己的生活中所造成的戏剧性影响是合理的。我们不可能忽视这些，您不能准时出门是因为他坚持让您等他完成仪式，您不能享受看电视的乐趣是因为他不停地问问题或者要求控制遥控器，您也不能享受一顿美味的家常晚餐因为您准备的某种食物触发了他的强迫症。他是个自私自利的人，他只关心自己，陷于他的强迫。坦率地说，他的问题妨碍了您，您可能会想，或许只有他变好了您的日子才能好过。

这是事实。无论您是强迫症患者的父母、配偶、兄弟姐妹还是孩子，他的心理健康问题都会影响您的生活。或许您认为那个人只需要认识到这一点，他就不会再这样做了，是吧？很遗憾，答案并不是。当讨论到强迫症如何影响家庭时，我从患者那里最常听到的是，内疚如此痛苦以至于他们无法去想这件事情。因为自己对抗强迫"失败"而导致他人痛苦的想法从某种意义上变成了另一种不必要的侵扰。

承认您患有强迫症的家人的痛苦并不意味着否认您自己的痛苦。这意味着你们都在遭受痛苦，但同时，你们有机会一起克服或掌控这个造成痛苦的根源。这不止关于您，也不止关于他的强迫症如何干扰你们的生活。这是关于您和您的整个家庭，以及强迫症是如何成为你们生活的一部分的。

迷思：它不影响您

强迫症患者头脑中的无情和混乱常常制造出某种悖论。一方面，他们被一种看似永无止境的共情所淹没，不断地思考别人的感受以及这些感受可能导致的结果。患有污染强迫的人可能会想：如果我不洗手，我可能会传播细菌，这可能会让人生病，他们可能会感到痛苦，要是他们知道是我造成的，我会感到痛苦，我将同时感受到他们的痛苦和我自己的痛苦，所以我最好还是洗洗干净。患有伤害强迫症的人可能有伤害所爱的人的想法，且伴随着所爱的人遭受痛苦的清晰画面，他对这些痛苦感同身受，为了避免这些事情发生，他不得不去完成强迫仪式。然而，如此沉迷于这一切的他完全不知道他的强迫症本身给家人带来了多大的痛苦。

您的强迫症家人可能会这么说："您为什么这么在乎我治不治疗？这不影响您啊。"这当然会影响到您，它在很多方面都会影响到您。最明显的影响是，您觉得您必须考虑到强迫症家人的感受。您尽量不让他生气，尽量不谈论错误的事情，尽量不干涉他的仪式等。这都让您付出了代价。患者可能会认为您并不知道什么时候他的脑子里出现了强迫思维，但是事实上您知道，您太了解他了。这对您到底有什么影响呢？以下这些想法您熟悉吗？

- 他不尊重我，不与我分享想法和感受。他认为我没有能力应对这些。
- 他不尊重我的时间（而您在等他完成仪式）。
- 他不向我求助，因为我不够好。
- 我是一个不合格的家人。他在受苦，我只能看着，帮不上忙。
- 他不在乎我感到自己被抛弃了，我已经被他心里的私密组织移除。
- 我做了错事。我不知道怎么回事，但我说的或者做的确实激怒了他，这将是可怕的一天。

- 家里是不安全的。这个环境会激发他的强迫症状。

这些内化的信息会影响您，就像强迫思维一样，会侵蚀您的自尊、动机和自信。它们会引发焦虑、疲乏和抑郁。除非您解决这些问题，否则这些影响会更糟，直至需要接受类似于强迫症的治疗。

思考

您现在知道了强迫症的治疗方法：CBT、ERP、正念和药物治疗。您刚刚了解了一些您家人可以做的事情以便克服他的强迫症。最终要去接受这些治疗的人是他。暴露在恐惧之中？对抗强迫？不加评判地接受想法？服药？这些当然都是有效的，但是与强迫症的斗争可能是一场持久战。想象一下，患有强迫症的家人站在山脚下，仰望着一个被层层云雾遮盖的山峰。

您的挣扎

在这本书的下一部分中，您将学习如何识别、处理和帮助患者克服特定的强迫症。您刚刚了解了有关强迫症的大量信息，所以在进入第二部分之前先休息一下。支持强迫症家人需要有您自己的节奏。您不可能马上解决这个问题，所以必须在一段时间付出持续的努力。这通常需要习惯于做得更少，而不是更多。

第二部分

支持强迫症家人

本书第 4 章至第 9 章，我列举了一些常见的强迫思维，并介绍如何更好地理解和帮助家人处理强迫症状。本部分讨论的策略适用于任何家庭关系，如亲子、配偶、兄弟姐妹等。第 10 章和第 11 章，我针对特定类型的家庭成员（孩子、伴侣、父母和兄弟姐妹）给出了策略，但我仍然建议您先阅读接下来的章节。即使您的家人似乎没有这些章节中提及的症状，本章所讨论的帮助和应对策略依然对您有用。在每一章中，您都会看到一张清单，列出了每种强迫行为所对应的不同强迫思维。要知道，这绝不是一份详尽无遗的清单，并不能穷尽每一种可能发生的强迫行为。

第 4 章
迁就及"4I"策略

迁就是家庭的基础。"迁就"一词意味着"解决""安排"或"妥协"。当我和妻子搬到一起住的时候，我们不得不把两人的财物放在一个空间里，这必然需要丢弃一些东西，接着不断调整物品的位置，直到能放得下为止。当我们有了第一个孩子时，我们不得不把客房或者办公室变成孩子的卧室。当我们有了第二个孩子时，我们又不得不改装第一个孩子的卧室，以容纳她的小妹妹。这些只是从空间的角度解释迁就的例子。家人间需要相互妥协，有时我们需要一起做一些事，有时需要放弃一些事，以满足家庭中每个成员的不同需求。有些迁就很容易做到，有些则很费劲。最近，为了满足大女儿上学的需要，我每天早上需要牺牲 20 分钟的宝贵睡眠。但是大多数的迁就是令人愉快的，就像全家人一起坐在沙发上，相互为对方腾出地方一起看电视一样。

那么，当一个家庭成员表达一种新的需要时，人们一般会怎么应对呢？当然，在考虑这种"需要"是真实的抑或是想象的之前，我们常常就已经在试图迁就它了。人们习惯于把对所爱的人的需要与和平相处的奖励联系在一起。但很少有人能预料到，家庭成员的需求会随着家庭的迁就而增长，随着这种增长，他会要求更多的迁就，家庭系统可能会因此崩溃。这就是强迫症家庭的痛苦。系统中有一个漏洞，迁就填补了那个漏洞，但规则突然发生了改变，几乎无限制的迁就也无法填补那个漏洞。强迫症的出现使迁就成了问题。

对强迫症状的迁就在强迫症家庭中很常见，尽早发现并解决迁就问题可以增加强迫症治疗的成功率（Gomes 等，2014）。此外，家庭对强迫症状的迁就程度越高，整个家庭的压力和功能障碍就越大，其中包括对强迫症患者的怨恨和排斥（Steketee 和 Van Noppen，2003）。

家庭迁就有多种形式，包括改变家庭惯例和直接卷入强迫行为（Torres 等，2012）。您的迁就可能表现为等待强迫症家人完成仪式行为、回避可能引发家人强迫症的事情，甚至在家人的要求下去洗衣服、检查或完成其他强迫仪式。最近一项对家庭参与强迫症治疗的 meta 分析发现，减少家庭迁就与患者强迫症状的改善显著相关（Thompson-Hollands 等，2014）。

请把迁就看作是把强迫症留在家中。考虑家人的痛苦，安全地减少迁就行为，您可以清楚表明，无论在患者的心目中还是您的家里，强迫症都不是一个受欢迎的客人。

帮助强迫症家人的 4I 策略

作为一个提倡自助的作者，我想出了一个简单的方法来帮助您记住一些重要的步骤。我称它为"4I"：

1. **识别**（Identify）强迫行为，针对问题，而不是针对人。
2. **邀请**（Invite）合作。
3. **中断**（Interrupt）强迫症恶性循环（经许可）。
4. **整合**（Integrate）和塑造健康行为。

没有一个策略可以保证您能够帮助家人战胜强迫症。但这四个步骤可以为您指明正确的方向，至少不会有什么害处。

识别强迫行为，针对问题，而不是针对人

谈到强迫症，有一件事是肯定的，就是批评是行不通的。事实上，某些批评可能会产生负面影响（Renshaw、Steketee 和 Chambless，2005）。当您看到患

者一次又一次地陷入同一个无稽之谈时，您可能会对他感到沮丧。您可能会想，他怎么了？但如果您是要逼他变成另外一个人，您就不可能帮他克服强迫症。问题的关键不在于他是谁，而是他觉得必须做什么，以及他是如何应对这些意向的。如果您的家人患有强迫症，他可能真的觉得这样做很重要（即使这样做违背逻辑）。他的痛苦是真实的。痛苦是由他大脑中的错误警报触发的，但这并不重要，对他来说依然是个警报。

因此，您能做的第一件能帮助他的事情是，让他明确强迫行为是问题，而人不是问题。例如，如果您的妻子强迫检查卷发棒是否关了，这妨碍了您准时出门，那么问题就是检查，而不是您的妻子。您应该指出这种行为是如何干扰了您的妻子，或者说明它是如何导致她失去一些机遇的。因为等她而迟到对您来说是个问题，那么对她来说呢？也许她也不喜欢迟到吧。试着帮助她找出因为这种行为而失去的东西，这样你俩就站在了同一阵营里，一起对抗强迫症这个共同的敌人，而不是互相争吵。

邀请合作

本书的前提是假设您的家人要么已经在接受治疗，要么对自我治疗感兴趣。我讨论的这些工具不太可能对那些不承认自己患有强迫症或不认同强迫症是可以治疗的人起作用。在大多数情况下，只有强迫症患者想要变得更好并愿意参与治疗时，他们的症状才能得到改善，而强迫他接受治疗很可能只会导致冲突。如果您的家人还没有准备好接受改变，您可能需要等待，您可以先专注于自己的应对技巧和压力管理。例如，如果您的孩子特别不愿承认他的强迫症，那么您先要专注于您自己，无论是通过个体心理治疗还是通过其他一些支持手段。

如果您的家人已经意识到他的强迫行为是有问题的，那么下一步就是邀请他寻求改变。这是邀请而不是命令。命令他 "停止" 是一种控诉式的指令，往往会导致更多的焦虑和对仪式行为的保护（与您想要的结果相反）。然而，邀请他为了大家的利益一起工作，这种形式就与个人的判断力和羞耻感无关。您已经发现强迫症是有问题的。现在您可以问："您想改变它吗？我能帮忙吗？我们能一起努力吗？"这是必不可少的一步，因为在家庭环境中，许多强迫行为依赖家庭系统的其他成员来维持症状。如果您的家人强迫性地寻求保证，他必须努力停止这种行为，您也必须努力停止给予他保证，否则这个恶性循环将持续下去。强迫症患者需要在家人的通力协作下进行自我推进式的努力。

中断强迫症恶性循环（经许可）

一旦问题被发现和确定，并且患者已经接受了您的邀请决定解决这个问题，下一步就是真正地着手应对强迫症。这意味着要减少对强迫症的迁就，并阻止患者进行强迫行为。通常在未经许可的情况下，这样做很可能被视为一种惩罚，只会导致强迫症状加重。例如，如果您的妻子强迫洗手，她不同意让您把所有的肥皂都拿走，如果您这么做了，她就会买更多的肥皂（或者换成洗手液）。但是如果你俩都同意把肥皂从卫生间里拿出来的话就会有助于她减少洗手，即便这会给她带来痛苦。

在这一步中，您可以使用认知行为工具帮助患者。您要确定一个目标，并创建一个暴露及行为改变的等级清单。您可以使用正念的方法来挑战他的认知扭曲。如果他正在接受治疗，那就让他知道您希望能参与到他的治疗中，并接受"如何帮助您的强迫症家人"的心理教育。您不能强行参加他的治疗，但您可以用这种方式表达对他的支持，而且大多数治疗师都会欢迎家人参与治疗，并教您如何在家里帮助他强化健康行为。如果您没有机会与治疗师会面，那您可以自学有关强迫症治疗的一些工作手册（参见本书资源部分）达到同样的目的。需要注意的是：您不是治疗师，您只是您自己。如果您是一个父亲，您的儿子有强迫症，请做一个能帮助儿子对抗强迫症的父亲，而不要做他的治疗师。

不要急于拿您的家人做实验或者向他展示不实施强迫行为是多么"容易"。相反，先问问您能做些什么来帮助他，以及您该如何干预。也就是在这一"中断"步骤中，您应该看看自己对强迫症有哪些迁就行为，并逐步停止这些行为。回顾一下"邀请"步骤，看看您和家人是否可以一起为这个过程构建一个等级清单或者时间轴。您可能会感到惊讶，您患有强迫症的家人实际上多么希望您停止迁就他的强迫行为，或者想让您中断他的强迫行为，他只是不敢主动提出而已。他在实施强迫行为时如果要求您打断他，感觉上就像是他"出卖"了强迫症。如果他让您知道如何帮他，那么他自己已经在抵抗强迫症了，这意味着强迫症可能会采取"报复"，换之以其他一些不受欢迎的闯入性思维。所以，请记住，他就像一个政治异见者，因一个压迫的独裁政权（他的强迫症）而寻求庇护，而您是一个自由世界的大使。让您知道如何带他偷偷逃离强迫症是需要极大勇气的。

整合和塑造健康行为

您已经发现了问题，决定解决这个问题，并开始减少迁就行为，以帮助您的家人停止那些能助长强迫思维的强迫行为。但是，中断强迫行为并不意味着克服了强迫症，因为它会留下一个真空区域，而这个真空区域可能会被其他功能失调的行为填充。您的家人通常可能会花三个小时洗澡（有些强迫症患者花的时间更长），你们约定在到达限定的时间后关闭水阀。那是有帮助的。但他会在剩下的时间里做些什么呢？如果任由他自己安排，他会找到其他方法来获得那种干净的感觉。但是为了变得更好，他必须学会容忍不干净的感觉，同时进行更有意义的（非强迫的）行为。作为支持他的家人，您可以发挥引领作用，给他一些事情去做，或者请他参加一些活动，填充他的时间。大多数强迫症患者被问及强迫症使他失去了什么时，他会回答"时间"。

您可以以身作则，塑造健康的行为。这可以很简单，比如开始一项锻炼计划或一个新的爱好，并邀请他加入您的行列。模拟健康暴露也是有用的。如果他在看某个电视节目时因为萌生了相关的强迫思维而感到难受，那您就试试去看一个让您感到不舒服的电视节目吧。如果他在活动之间强迫清洗，那您也试试看减少自己的清洗时间。请记住，这样做并不是为了嘲弄，而是为了表明你们在同一阵线，有一起克服强迫症的决心。作为一名治疗师，我不会把连我自己都不愿意做的事去强加给来访者，而让我的来访者感到非常沮丧的是（直到他们康复前）我也会做很多奇怪的事。通过展示您自己的不舒服，您会帮助患者意识到他可以面对自己的不舒服，可以忍受它们而不是回到强迫症中去。

思考

　　如果您的家人承认强迫症是他生活中的一个问题，他希望您理解它。他想让您知道，强迫症不是他的全部。但是，他需要花一点时间才能适应自己的大脑出了问题。您的帮助对他来说，可能会让他觉得就像医生给他看自己受损的大脑图像，并告诉他："我们就在这个问题区域做个小手术。"这可能有点吓人。没有人想成为家庭成员的小白鼠，所以要尽量做到温柔、善良、有耐心些。

您的挣扎

　　如果把这本书的书名改成"如何阻止您的家人变成强迫症"可能会更吸引人，但这不可能。以上建议和策略的目的是让您的家人参与强迫症的治疗，并试图将他引领到更好的心理健康状态。俗话说："您可以牵马到河边，但无法强迫它喝水。"您可以带领您爱的人远离强迫仪式，但他必须把自己暴露在那些能触发他强迫思维的场景中。通过使用 4I 策略（识别、邀请、中断、整合），您可以将自己视为塑造他健康行为的强化物。但是，没有什么方法是万能的，所以要有耐心，要温柔，要善待自己。

第 5 章
当家人回避时

回避那些让我们感到不舒服的事情的根本问题是，它会导致我们的大脑学到错误的信息。当我们回避某件事时，其实是为了告诉自己我们是安全的。然而大脑使用的却是一种相反的语言，它根据对行为的解释来计算意义。当我们回避某件事时，大脑认为唯一合理的解释是，我们所回避的事情是危险的。例如，当患有强迫症的家人因为害怕细菌而开始回避与人握手时，他向他的大脑传递了一个强有力的信息，即与人握手本质上是危险的，他所感知到的威胁是真实存在的。然而，事实是，他的强迫思维只是一个毫无意义的小问题。

我最喜欢的名言是来自 Pema Chödrön 的《不逃避的智慧》中的"这是地球上出生的所有人类普遍的误解，他们认为生活的最佳方式是尽量避免痛苦，让自己更舒服"（1991，1）。避免痛苦对我们来说是自然的选择。这是镌刻在我们 DNA 中的。痛苦预示危险，危险预示死亡，而人们为了避免死亡愿意付出任何代价。

避免让自己心烦意乱从本质上来讲是理性的，除非这种不安是由虚惊引起，就像强迫症一样。例如，如果有确凿的证据表明它可能会给您带来某种疾病，那么避免接触可能会致病的东西是有意义的。但是，如果您在没有充足的证据下仍然相信触摸某种东西可能致病呢？在强迫症患者的头脑中，关于风险的想法是被扩大和扭曲的。问题不再是"我相信多少？"，而是"我需要做多少才能保护自己和我的亲人免于危险？"

另一个和回避有关的问题与回避的程度有关。为了说明回避的程度，我拿蛇来举例。首先说明：我不是蛇的超级粉丝。如果我看到一条蛇，我会后退，给它尽可能多的空间，它可能会移动并突然找其他人，真是谢天谢地！这是第一级回避：避免直接接触。如果，由于我对蛇感到恐惧，我也要避开可能有蛇存在的湖泊或草地，那是另一种程度的回避。如果我对蛇有一种强烈的恐惧，那么从一条真正的蛇引申出去的事物（比如一张蛇的照片，或者字母 s）可能也会让我感到恐惧，而这种恐惧的存在会引发一种逃避的冲动。如果我顺应了这种冲动，我会感到更安全（即使我没有被字母 s 咬到的危险）。一旦我感到轻松，我的大脑会得到负性强化，即认为回避字母 s 是一件好事，我也感受到字母 s 更接近于一条真正的蛇了，尽管事实上我知道两者没有关系。

有些回避不需要来自家人的迁就。假设您的家人有强迫症，比如不看某些类型的电影，或者不穿绿色的衣服。管他呢，对吧？但是，因为每个家庭都是一个系统，由变化的部分组成，它们相互吸收能量并回馈能量，甚至小的回避行为最终也会在系统中引起裂痕。如果爸爸因为担心污染而停止倒垃圾，妈妈可能就会接手这件事。但是如果妈妈现在要花五分钟的时间把垃圾倒出来，她可能不愿意多花这五分钟来帮小孩做作业。然后，小孩觉得自己没有人支持，于是开始与妹妹吵架，开始表现得很过激。突然之间，每个人都在相互伤害，但是没有人真正知道原因。

事情变得更复杂了。妈妈知道爸爸每次倒垃圾后都会纠结好几个小时，因为他似乎无法让自己相信他干净得足以接触孩子。如果她坚持让他继续做这个看似简单的五分钟家务（倒垃圾），她必须处理他的情绪以及此后几个小时的回避，在这段时间里，她还必须给孩子洗澡，帮助孩子做家庭作业等。突然，又一次，每个人都在争吵，没有人知道原因。所以妈妈试图通过自己倒垃圾来避免冲突，但她没有意识到这也会导致冲突。更重要的是，她可能不知道这样的行为会在爸爸的脑子中形成"垃圾是危险的、应该回避"的印象，最终导致他的强迫症更糟并产生更多的冲突。

为什么强迫症家人可能会产生回避

所有的强迫思维通常都是围绕试图避免触发某些情况，即使只是试图避免思考不必要的想法。据文献报道，80% 的污染强迫患者和 50% 的暴力强迫患者（伤害强迫）存在强迫回避（Starcevic 等，2011）。

强迫症患者通常会回避的事物（按强迫类型列出）

污染强迫

- 一般公共使用的物品，如门把手、遥控器、扶手和公共厕所。
- 与毒药、化学品或农药有关的物品（如家用清洁剂）。
- 黏性物质——任何可能导致污染物附着在皮肤上的东西。
- 可能与污物接触的用具。
- 与清洁相关的任务。
- 交叉污染（例如，在触摸"脏"衣物后会避免触摸"干净"床单）。

过度责任感强迫（检查强迫）

- 关闭家用电器或锁门的责任。
- 潜在的（或看似）危险的任务，如驾驶和烹饪。

追求"恰到好处"感的强迫

- 学校的工作、商业任务，或者其他需要尽善尽美的事务。
- 很难做到完美的家庭琐事（比如洗碗）。

暴力强迫

- 可用作武器的物品（如刀、铅笔或任何尖锐的东西）。
- 媒体上的暴力（如新闻报道和暴力电影）。
- 任何被认为易受伤害的人，如儿童或老人——甚至是配偶或兄弟姐妹，只要是与暴力想法联系在一起的人。
- 公共场所或任何可能诱发谩骂和伤害陌生人想法的地方。

性强迫

- 小孩（以防产生有关恋童的强迫思维）。
- 某种性别上具有"吸引力"的人（以防产生有关性取向的强迫思维）。
- 任何形式的亲密或接近（坐在任何可能引发强迫思维的人身边）。
- 与所恐惧的性特征有关的音乐、媒体及时尚元素。

关系强迫

- 为未来制定计划（小到约会，大到度假）。
- 亲密行为。
- 预示对关系作出承诺的事（比如与彼此的家庭共度时光）。
- 可能引发单身想法的社交活动。

宗教强迫

- 礼拜场所。
- 宗教教义。
- 带有宗教主题的博客、书籍、节目或电影。

道德强迫

- 关于道德的新闻故事。
- 以道德为主题的博客、书籍、节目或电影。
- 容易让人产生怀疑的事情（例如，抱着婴儿可能会引发问题：为什么要以这样的方式抱婴儿，以及把手放在婴儿身上是否合适）。

您会觉得很奇怪，为什么那些看似无害的事情值得花精力去回避，因为患有强迫症的家人对这些事情的体验与您不同。您看到的是一把面包刀，而他看到的却是一个提醒，提醒他自己可能是一个连环杀手。您看到的是墙上的擦痕，而他看到的却是一种潜在的疾病传播污染物。换句话说，您看到的东西在他眼中可能是另一样东西。如果他用心思考，就能意识到这一切只存在于他的脑海中。但是，因为焦虑和恐惧，他只看到了危险。他越是回避危险，就越危险。

讽刺的是，对强迫症家人的同情会阻止您帮助他。如果您感觉他知道自己处于危险之中，那么您的本能通常是迁就他的回避，以此"帮助"他去避免一些事情。毕竟，即使这些危险不是真的也没有必要让他受苦，是吧？但是，这样做除了对其他家人产生连锁反应之外，并不会给您的强迫症家人带来多大好处。当您迁就回避，就相当于您与强迫症联手告诉患者，他害怕的事情真的是危险的，他没有能力去面对它。然后他开始依赖于您的迁就，您和他的关系就此发生了改变：您成了强迫症的工具，助长了他的强迫症，使他扭曲的想法永久化。

识别强迫行为，针对问题，而不是针对人

这个问题可能很诱人，但在大多数情况下，强迫您的家人停止回避某些事物是很难的，当然我是说不能一下子就做到。把一个人扔进深海，不仅不能教好游泳技巧，它还传递出这样的信息：您并不在乎他是否溺水。那您能做什么？首先，您和您的家人需要达成共识：你们有一个问题需要解决。你俩都必须承认强迫症是罪魁祸首。如果您的要求是"您不能一直回避这件事"或"我厌倦了为您做这件事"，那么您就忽略了重点。他并不享受回避，他是依赖回避，因为他认为与强迫触发物接触会毁灭他。但是这种信念是由强迫症引起的，所以如果你俩都同意问题的关键在强迫症，那么就可以省下争执冲突的时间来一同解决问题。

您因为您家人的回避行为而对他发火并不能起到让他直面恐惧的作用。需要一个有意义的个人目标让你俩联合起来共同努力，我相信你们会发现您的家人对强迫触发物的回避在某种程度上阻止了他做一些对他来说重要的事情。假设您的女儿不想和她的小妹妹在后院池塘游泳，因为她担心水里的化学物质会让她患上癌症。她错过的仅仅是一次

毫无意义的娱乐活动吗？是不是还牺牲了她和妹妹的互动？如果她和妹妹一起去池塘，也许她们会扔个球，跑几圈，然后一起投石打水漂。也许她们会学会公平竞争，学会如何选择石子，如何用石子溅起更大的水花。她们学到的一切来自互动。从这个角度来看，池塘以及回避靠近池塘的恐惧不再成为问题。此刻更重要的是，她需要成为某人的姐姐，成为一个最好的姐姐，这是她人生价值的一部分。如果您的女儿（在这个例子中）认同成为一个好姐姐很重要，那么她就有理由为了她的妹妹而与强迫症作斗争。

邀请合作

如果您的家人接受他的回避是来自强迫症，并且他认为这样的回避会妨碍他按照自己的价值观生活，那么他就有动力去停止回避。但如果他习惯于被强迫症摆布，而您又习惯于迁就，那么你俩谁都不容易突然达成不回避的态度。您的家人需要逐步克服回避。在上面的例子中，也许您的女儿会发现一下子进入池塘对她来说太难了。那么，退一步，她能坐在池塘旁边和家人一起长时间来回扔球吗？同样的规则也适用于迁就。如果您要为换尿布负全部责任，因为您的丈夫有暴力强迫或性强迫，以至于不能忍受和一个赤身裸体的婴儿在一起，那么您必须想出一个计划，减少您在换尿布时所承担的责任，同时要求他在能够忍受的痛苦程度下做尽可能多的事情，以体现作为父亲的价值。

有时强迫症患者的回避已经根深蒂固，以至于他们甚至不知道自己在逃避什么。他们一直绕着强迫触发物走着一条谨慎而曲折的道路，感觉这才像一条正常的路。为了让患者重新意识到这一点，您可能必须指出这是一个棘手的问题，可是每次您指出一个回避（或任何强迫行为），您本质上就像在说，"我比你更了解发生了什么。"这很可能会造成冲突。试着找到一种听起来不太高傲的语气，以及一种委婉的方式来表达您想说的话，使它听起来不像"明白了吗？！"记住，您是关于您家人的专家，但您的家人是他主观情感体验的专家。您可以提前问他："出现回避的时候你希望我指出来吗？什么时候指出会比较恰当？你想让我用什么方式指出呢？"也许他更希望您委婉地表述："嘿，我注意到你似乎试图不去碰它。"也许他更希望您更直截了当："嘿，这是你的强迫症。你可以试试做点别的吗？"如果仅仅听到"强迫症"或被告知他的症状让他觉得丢脸，那你们可以找一个代号，比如说"鸭嘴兽"。在这里，了解您的家人（他是一个人，强迫症不是他的全部）会有重要的影响。

中断强迫症恶性循环（经许可）

控制强迫症可能是足够的奖励，但也可能不是。如果您的家人同意强迫症是个问题，承认他的回避妨碍了他对有意义的人生价值的追求，并且愿意和您一起计划逐步改善，那就可以开始着手改变。但这是一个艰苦的任务，会让人感到沮丧。这是一场在雨中迎着风的艰苦战斗。

要强调积极的一面，也要认识到做到不回避的路还很长。对于成年人来说，奖励就像一句"谢谢"一样简单，或者只需要对他所付出的努力表示赞许。对于孩子，贴纸图表或积分系统可能更有用，他们每朝着的目标近一步，就更接近一个新的玩具或迪斯尼乐园之旅。一旦你们确定并同意以减少回避为目标，您就会变得碍手碍脚。在大多数情况下，这意味着您要做得更少。如果您的家人想回避触碰门，他会等着您为他打开它，您可以不这么做（在他的允许下），您站在他身后等着，假装以为他会为您开门。您可以看任何想看的电视节目，不要管他是不是害怕。也不用为了让他不离开电视而特地去调台。让他自己做决定，是留下来继续看还是离开。停止回避使用强迫触发词（或数字、颜色）。这并不是说您应该特意去触发他的强迫症（虽然您可以，如果您被邀请的话），最好别铤而走险。

您的家人可能会用语言表达他对不回避的抗拒，比如他告诉您"我不能在那附近！我会失去它的！"这是一种歪曲的信念，是灾难化的想法。您可以通过以下方式重构患者的健康信念，而无须作出任何其他的事："做到这一点真的很难。我不知道你会如何处理，但当你准备好了可以告诉我，我一直都在。"

整合和塑造健康行为

通过展示您自己的不回避（包括不回避您家人的痛苦），您将为强迫症家人搭建起一个改变的舞台。如果他一直回避洗碗，您就不必再为他承担责任了，不要只是坐在那里看着他洗碗，用这些时间做点别的。看到家庭作为一个整体运作得更好，对他来说会是一个很好的动力。

要知道您的家人在强迫症中得非常努力才能克服这种障碍，尤其是在伴有回避的情况下。如果他有追求"恰到好处"感的强迫，当他准备坐到椅子上，没有移动他的椅子到一定的次数，您可能只会觉得他看起来正常。换句话说，当他不进行强迫行为的时候，您不会总有强烈的意愿去积极地评论。然而，当他进行仪式时，您可能会有强烈的批评冲动。因此，如果他正在努力减少回避——无论是在您的参与下，在治疗师的指导下，还是在他自己的努力下——您需要和他谈谈他希望得到什么程度的反馈。他可能会因为努力抵抗强迫症而需要别人的认可。或者，不管您说得多温和，他都觉得您有一种居高临下的姿态。与他合作，奖励他，无论是口头表扬还是物质奖励，都是为了抵制强迫症。如果通过治疗他能看出回避和迁就是没有帮助的，他将是唯一一个能告诉您什么才是真正有帮助的人。

正念小贴士

回避是一种意向。意向是一种内在体验，就像一种想法或感觉。与其鼓励您的家人忽视它或假装它不存在，不如支持这样的观点，即他可以承认这种意向存在于他的身心之中，而不让它控制他。对您也一样。正如您有想要"修复"他和"让他好起来"的意向，虽然您的想法是好的，但受到这些意向驱使并不会带来想要的结果。

如果您的家人正在做 ERP，无论是与强迫症专家一起，还是依靠他自己，他很可能不得不经常面对一些令人不安的事情。这些令他不安的事情中很多（接触公共物品而不洗手、看暴力电影、不完美地折叠衣服等）似乎都是好事。您能做的最好的事情就是理解他的痛苦，在某些情况下，可以一同参与。如果用充满"细菌"的手四处乱摸会让您感到烦恼，想象一下他需要忍受的是什么。如果您用脏手帮他摆放了餐具，这对他又意味着什么。继续看那部恐怖电影（您可以遮住您的眼睛，但尽量不要！），让他看到您在

努力走出您的舒适区。做出保证是没用的，但是如果您做出表率，让他看到，无论多难受您都能容忍，这将给予他莫大的鼓舞。

什么时候可以迁就回避

您是否永远不能迁就那些为了避免强迫症状出现而产生的回避行为呢？这取决于您的家人在回避这些事情时有多坚定。如果他的回避行为还在早期形成时期，那么就请您永远不要迁就这些回避。这并不意味着您应该强迫他去面对那些会激发强迫症状的事（比如强迫你们的孩子去游乐园，因为他总是担心他会在那里受到伤害）；相反，这意味着您要做出一个具体的选择，如何应对一个他想实施强迫行为的需求。假设你们在一起看电视，电视里正在播放童装打折的广告。您的家人有伤害孩子的强迫症状，要求您立即换台。您知道他与强迫症状斗争的历史。如果他还没有让您迁就他的强制回避，那就不要让这种模式开始。您可以使用任何战术来抵制这种随心所欲的回避。最重要的是时机：他希望您立即采取行动，因为他的需求很紧迫。而在这种紧急情况下，您可以采用拖延战术，比如您可以不急着回应他，慢慢找遥控器，等您找到遥控器要换台时广告已经结束了。

您可能很清楚是强迫症造成了这些回避行为，但是如果喊出来——"这是你的强迫症！"——这可能会引发更多的焦虑，造成的结局只会是他愤怒地离开房间，独自完成强迫行为。其他一些措施，比如说"很快就会结束"或者"我知道你看到这些很不舒服"，能更有效地拖延迁就时间，使他的需求变得没有那么紧迫。

如果您的家人要求您满足他对复杂任务的回避（如家务），那就请把它扼杀在萌芽中。当他第一次要求的时候，就请您拒绝，告诉他您会放弃一切，直到他接受他不得不做一些让他烦恼的事情。

所有这一切，一旦循环（闯入性思维，强迫回避，然后要求您迁就他的行为，从而能够继续回避）形成，就只能一点点来，逐步抽身。如果您试图一下子终止这个循环，您家人的回避行为就会被更多的仪式和冲突所取代。因此，有时您不得不一边想着不能再帮助他完成回避了，而另一边又不得不迁就他一部分的回避行为。您和他一样，都需要逐步抽身。这需要时间和计划。把它画出来，确定您将继续帮助他回避什么，还要持续多久，你们需要共同构建一份有关消除强迫回避和相关迁就行为的协议。

比方说，您的家人因为害怕被别人的细菌污染而一直回避开门。这让您有责任为他打开所有的门，而这可能是很不方便的。突然拒绝为他开门可能会导致僵局。因为在这样的时刻，他很愿意为强迫症牺牲更多，而不会考虑您是否方便。另一方面，如果你俩同意解决这个问题，您可以制定一个循序渐进的计划，一步步地减少迁就行为。例如：

1. 您打开所有需要触摸门把手才能开的门，他负责打开其他的门（例如，用他的背或侧面推开门）。

2. 您开门的时候让他把手放在您的手上面。

3. 他用袖子或餐巾开门。

4. 您给他一定的时间来考虑是否要用他的手打开门，然后，如果他觉得不行，您要接受。

5. 您只开五分之一的门。

6. 您让他帮您打开所有的门。

这种计划的条目数量是灵活的，由你们合作，商量什么时候进入下一步。一般来说，你们应该反复练习每一步，直到他的不适程度下降后再接受下一个挑战，但没有必要等到完全适应。

思考

在整个过程中，请记住，您患有强迫症的家人回避的是可怕的感受。促使他回避的不是懒惰，而是恐惧。对他的大脑来说，恐惧是否建立在扭曲的信念之上并不重要——恐惧就是痛苦，人类的本能就是避免痛苦。也要记住，他可能会因为要求您为他的强迫症收拾残局感到内疚。请想想因为自己太害怕而需要别人为您做事时的感觉。

您的挣扎

　　现实是您不能解决您家人的问题。您的职责是支持您的家人自己修复问题。他可能还没有做好准备，也可能不相信它是可以修复的。您受困于：① 通过拒绝迁就回避行为而让他遭受痛苦；② 让回避行为继续失去控制，直到他无法正常生活。您怎么能在这两种看似都难以接受的状态之间做出选择呢？最后，它归结为两个问题，即接受您能控制和不能控制的东西，以及您能忍受和不能忍受的东西。不要评判自己在帮助家人不回避时有多成功，也不要批评那些尚未成功的情况，而是把注意力集中在您对完善家人心理健康所做出的努力上。

第 6 章
当家人寻求保证并坦白时

　　我们会赋予强迫行为许多称谓，实际上它是一个动态概念，体现了我们对确定性永不满足的追求，这种确定性可表现为不好的事情永远不会发生以及焦虑难受将会消失。某种程度上，对于正在寻求保证的强迫症患者来说，他们害怕事情并不是真实的，他们想通过这个方式消除大脑中一些不必要的想法；同样，强迫症患者反复洗手是为了让自己的双手不再处于危险的不清洁状态；反复检查炉子是否关闭是为了获得视觉上的保证，即炉子的旋钮是处于关闭的位置。

保证

　　寻求保证是一种常见的强迫行为，对于强迫症家属来说却是沉重的负担（Williams等，2011）。将这个词语拆分后我们可以有更好的理解：保证有一种承诺的意味，其中蕴涵了承诺者内心的自信。打个比方，您若想让人借钱给您，您会向对方承诺说："我保证一拿到薪水就会将钱尽快还给您。"对方会想：我应该将钱借给他么？我该如何知道他是否会归还？好吧，他说保证会还的。言辞中添加保证一词，本质上是为了"再次承诺"，目的是要灌输更多的信心，并最终产生确定性的假象。

　　强迫症患者无论何时都会处于与大脑中的强迫想法协商的状态。通常来说，他并不想做会花费很多力气、没有意义以及自动延续的程序化的事务。他正在寻找摆脱这些事务的方法，同时也很想摆脱因此带来的痛苦。这时，他人的保证就成为一种让别人为他的安全作担保的方式，让他摆脱接受不确定性的负担。借用上面的例子来讲就是您让别人偿还您的债务，以防出现自己的薪水不够的情况。对于强迫症患者来说就是通过外界事物保证自己大脑中的强迫想法不会实现。

大多数寻求保证的方式是提出问题："它是脏的吗？""它会让我生病吗？""这是否意味着我是同性恋？""如果我疯了您还会爱我吗？""您确定炉子已经关闭了？""如果我 ＿＿，您会认为我是坏人么？"寻求保证的另一种方式是采取搜索的形式，尤其是在网络上——在论坛询问陌生人的意见，针对自身症状搜索医学相关网站，诸如此类。寻求保证的人也会试图自我保证，反复告诉自己恐惧不会成真。

对于您的强迫症家人，保证在主观及客观上都是有必要的，他认为一旦获得了保证便可以自如地做接下来的事情了。毕竟在没有保证的前提下做事情会有一定风险。应对这种风险可能会导致某种恐慌发作或焦虑发作，这可能是毁灭性的，或者至少是耗费时间的。您希望他能正常生活，他本人也同样希望。所以他多询问一次（以及您多回答一次）就可以让双方都获得想要的结果，这似乎是合乎逻辑的，除非不是仅仅多问了一次。

寻求保证带来的另一个问题是它对大脑逻辑的作用。您可以回忆之前我们对于回避的讨论，大脑在回避时采用了一种相反的语言。它不是告诉您要做什么，而是对您已经做的事情进行解释。保证是为了消除疑虑。如果您试图说服自己什么事情（甚至是一些您相信自己已经知道的事情），抱有疑虑的人会产生说服自己的行为，那时您的大脑也会断定您确实抱有疑虑。举个例子，如果一个人突然出现一种伤害他人的想法，他或许会反复向自己保证说他不是一个暴力的人，也不会给所爱的人带来伤痛。然而，这是个体在真的不确定的情况下才产生的行为（至少大脑是这样感知的）。所以，他越试着这样说服自己，最终就越会觉得不确定。

坦白

坦白是寻求保证的一种形式，因为这会得到接受坦白的人的保证。比如，有道德强迫的患者会担心他填写问卷不够诚实。随着这种担心的持续，这种想法会给他带来压力并感到自己正在成为一个坏人。他会对您说："我只读了一遍问题，我可能忽略了某些要点。"此时您会不由自主说出"没关系"。任务完成。他现在已经从您这里得到保证，如果他没有诚实回答问题，那也不是出于恶意。

假设您的家人担心触摸门把手就会生病。若有一天他碰到后就会感觉自己好像陷入会患某种绝症的情绪中，同时对您不经意地说："我进来的时候碰到门锁了，早饭吃什么？"您也许会注意他言辞的随机性，也许不会。如果您让他参与关于门锁的讨论，最终您会发现自己在说："别傻了，你不会生病的。"如果您什么都不说，最终也会说同样的话，因为您不会惊慌地说："什么？你碰了门锁？快，我送你去医院"。要想避开坦白陷阱，唯一的办法就是说您没听到他在说什么，但他可能不相信。如果您觉得这令人非常难受，也不必太为难自己。

有时候坦白只是一种形式，表示告知您有个想法正在发生。也许您的家人这么做是想通过说出一个随机的想法来让自己感觉"刚刚好"；或者是出于内疚——他觉得您必须知道他在想一些关于性、暴力或其他不可接受的想法。虽然这听起来像是一个随口说的事情，但他很可能只会坦白他觉得无法隐瞒的事情。这可能只代表了他大脑中很小一部分的强迫想法。

为什么他会寻求保证

寻求保证是强迫症患者中常见的表现形式，除了追求恰到好处感的强迫症，他们可能会采取一种更内在的完美主义方法来寻求确定性，因为只有被强迫症困扰的人才能知道某件事是否"正确"。在其他大多数情况下，强迫症患者会寻求外界（尤其是家庭成员）的意见，以寻求确定性。

寻求保证和坦白的常见形式（按强迫类型列出）

污染强迫

- 询问他们碰到了什么（什么时候，谁）。

- 要求确认各种不会导致疾病或其他危险的事情。
- 在线搜索污染相关话题（例如，在搜索引擎中输入"通过接触传播的疾病"）。
- 重复向医生及相关专业人员询问与污染相关的危险。
- 坦白物品被触碰过，或清洁 / 洗涤进行得不完美。

过度责任感强迫（检查强迫）

- 询问电灯开关、电器、门和锁是否已关闭或拉闸断电。
- 研究未检查过的东西导致灾难的可能性（例如，有多少房屋火灾是由未检查电器引起的）。
- 坦白没有检查某些物品或者只是检查了有限的次数。

性强迫

- 询问您是否认为他有能力融入他不想融入的性范畴。
- 在性问题上向"专家"征求意见，包括在专门讨论性问题的在线论坛上反复寻求保证或安慰。
- 阅读"出柜"的故事，以确保自己不会认同这类事情的发生。
- 阅读有关性犯罪的新闻报道，以确保自己不会认同被告的行为。
- 通过视觉体验来获得自我保证（例如，通过观看异性性爱场景来获得被异性而非同性唤醒的保证）。
- 坦白不该有的性观念的存在。

暴力强迫

- 询问您是否认为他会伤害别人。
- 向"专家"询问一些问题的意见，比如"反社会"和"失控"，包括在在线论坛上针对这些话题反复寻求保证或安慰。
- 看与谋杀相关的新闻，确认自己没有犯任何罪，或确认自己与凶手没有任何相似之处。

- 坦白暴力想法。

宗教强迫

- 询问您是否认为他亵渎了神明或是否在以"正确"的方式履行他的宗教职责。
- 反复寻求宗教权威的建议。
- 反复阅读宗教经文，以确保他理解并完美地遵循它。
- 坦白反宗教或亵渎的想法。

道德强迫

- 询问您是否认为他做了坏事（例如，"当我和男朋友跳舞时，如果我在舞池里碰了另一个男孩的胳膊，是否属于出轨？"）。
- 询问您是否会做或做过他所困扰的事。
- 坦白他自己的行为不恰当或不诚实（比如透露自己可能偷看过同学的考试答案，但记不清楚）。
- 坦白不道德或不适宜的观念。

关系强迫

- 询问您是否认为这段关系应该是这样。
- 询问您是否爱他，或者您是否知道他爱您。
- 坦白双方关系中不必要的想法（包括对您的外表、忠诚和关系等问题的想法）。

如何理解保证

如果在任何情况下直率地拒绝保证都能起作用，那就太好了。它有时确实对某些人有效，而且往往这种情况下必须破解这种强迫行为。但是这也取决于您和强迫症患者的关系。例如，如果患者是您的女儿，作为她的父母，您一直是她心中的权威人物。一般说来她都能从您这里寻找到答案，所以她来找您是不可避免的。在她小的时候，您向她保证床下或者衣橱中不会有"怪物"在半夜将她抱走。所以在她没有洗手的时候，她也希望您能保证在她的指甲里没有魔鬼，她不会因此染上可怕的疾病。如果是您的丈夫患有强迫症，想想看，他在所有人中选择了您，让您成为他生命中的伴侣——这个选择至少在一定程度上是基于您代表了他所认可的一套核心价值观和信仰。您的丈夫认为您代表了一种道德理想，以至于您可以睡在他的床上，照顾他的孩子，看到他没刮胡子、穿着内裤的状态。再一次您成了对方正确的、好的、安全的信息来源。所以在这种特别关系的基础上问问您自己：① 纵容您所爱的人的强迫症并给予保证，或者② 帮助您所爱的人打破强迫症的恶性循环，哪一种才是你们这种关系该做的？当然，做出有益且明智的选择是很难的。

现实确认

现实确认和强迫保证之间是有区别的，每个人都有权进行现实确认，只要没有开启寻求保证的循环。现实确认的仅是问题的答案，并不是一份保证，也不能保证百分百准确。它也非常的简短——向上或向下、是或否——并不包括事实的具体细节，仅仅是基于说话者的现实情况的答案。如果问这个问题的人愿意接受这个答案，那么这个问题对提问者的下一步行动会有帮助。如果提出问题的人不接受答案，那么这就变成了一个寻求保证的问题，需要被中断。比如，如果问题是"我可能因为接触桌面上的血渍而感染艾滋病毒吗？"答案是"当然不会。"但是听到这个回答就可以确定了么？并不是。总有一些未知的变化存在着。也许有一种罕见的、未被发现的艾滋病毒可以通过触摸传播。患有污染强迫的人不想成为个案研究的对象，他们可能会觉得有必要获得更多的保证。但是，基于我们所知道的一切，答案仍是否定的。

进一步说现实确认——天空是蓝色的吗？当然是的。十分准确么？并非如此。首先，天空的定义是什么？是空气、云、星星、太空的真空？其次，天空总是蓝色的么？有时候它是灰色、橙色或紫色。什么是蓝色？是我看到的所谓的"蓝色"吗？还是您所看到的所谓的"蓝色"？我们看到的是同样的事情吗？如果读起来很烦人，想想在自己脑海中经历类似的争论该多么烦恼。所以，为了让现实确认发挥作用，它必须被接受。如果您家人的强迫程度是轻度到中度的，现实确认就足够了。比方说，他有道德上的困扰，他想知道，选择拒绝给街上无家可归的人钱，是否会让他成为一个坏人。如果您相信答案是否定的，并且尽可能多地告诉他，他可能会放弃追问。但如果他接着询问更多的问题，步步紧逼地追问，需要您解释为什么他不是坏人，那就又一次进入了寻求保证的病态循环中。

识别强迫行为，针对问题，而不针对个人

在我的临床工作中，我所看到的最悲哀的事情之一是出现很多受够了的家庭成员们：无法忍受女儿的母亲、丈夫不再喜欢他的妻子、儿子觉得他的父亲很可怜、妹妹将自己的兄弟姐妹取名为"烦人队长"。寻求保证的行为会彻底摧毁人际关系，因为它会将自己的家庭成员扭结成强迫症的一部分。尽管您可以谨慎对待患者，不把他当作强迫症患者对待，但他可能会把您当成是强迫症的一种功能！这虽然不公平，但他这么做不是想要伤害您，他真的觉得自己好像没办法控制自己。通过将您束缚在保证的循环中，他可以诋毁您、控制您，并让您承担起让他免于崩溃的责任。因此，当开始"我们需要对寻求保证做些什么"为开头的对话时，意识到自己是作为第三方并在这段关系中可能是不受欢迎的，这非常重要的。

邀请合作

保证只会导致一件事，那就是要求更多的保证。如果循环已经开始——您的家人一再要求您保证他的恐惧不会成真——您唯一能帮助他的方法就是打破这个循环。困难之处在于，如果您在提供了这么多次保证之后，单方面切断了它，您不仅会给他带来很多痛苦和焦虑，他还会对这表面的不公平感到愤怒。毕竟，目前他表现出的"成瘾行为"您也需要承担一些责任。他一次又一次向您寻求保证，只要您坚持保证下去，他会感觉越来越好。如果您试图切断这样的"帮助"，他会开始做一些您意想不到的事情来达到目的。他可能会想办法在您不知情的情况下骗您"放弃成果"。比如说，他有暴力强迫思

维，当你们在一起看电视的时候，电视上报道了一则当地的谋杀案。他说："噢！谋杀真是有趣又可怕，真的不能想象它是如何发生的，怎么会有人去做类似疯狂的行为，你知道么？我和那个家伙一点都不像，所以我搞不清楚这是怎么回事。"然后，要么您会评论他有多可笑（从而让他安心），要么就是唏嘘的声音。

能有效减少并最终消除您家人寻求保证的唯一方法就是提前达成协议。这个"协议"有助于让每个人在脱离困境后有足够的时间回到健康的状态中去。您只需简单地询问："我们能解决这个问题吗？"

中断强迫循环（经许可）

制定一份协议，以书面形式列出来。根据强迫思维的内容来制定协议，并明确你俩需要减少寻求保证循环的原因。例如：

因为强迫症给我和我的家人带来了痛苦，我承诺要尽一切努力让自己变得更好。因此我将尽最大的努力来抵制我的强迫思维 _____。

我有责任承担这种不确定性，并运用自己的方法面对无法寻求到保证的痛苦。

当我无法忍受而向您寻求保证的时候，我在此准许 _____（您）拒绝我。_____（您）可以说：

- 我知道你在挣扎，但我们的协议中提到我可以不回答这类问题。
- 我不能回答这个问题。
- 那是寻求保证，这会让你的强迫症更严重，我不会那样做，因为我爱你。
- 我无法越过你的强迫症听到你。
- 我们并没有谈论这个内容。
- 这个想法很有趣。
- 记住我们的协议。

　　　我允许 ____（您）单独决定哪种情况是在寻求保证。为了更好地恢复，即使我不同意，但也会把你对具体情况的评估视作正确的。

　　想想当您的家人向您寻求保证时，您还可以对他说些什么。在这点上您可以耐心地和他进行沟通。因为对这个人来说这可能是好的引导，但在另一个人身上可能会引发更强烈地寻求保证的冲动。最重要的一点是，您必须承认，抵制寻求保证既需要付出努力，也要忍受痛苦。否则他会认为您拒绝保证是对他的一种惩罚。惩罚并不会促成更好的行为模式，反而会带来挑战和操纵。但也要记住，您必须忍受痛苦，才能抵制寻求保证的需要。如果无法忍受这种痛苦，您需要找到一种方法去缓解它，您可以尝试去户外走走，甚至时不时离开家一段时间。

保证书

　　如果您很难通过履行协议来消除寻求保证的行为，那么先试着去掉口头保证的部分。把所有寻求保证的问题和坦白都写在文字里。拿出一本笔记本，把它命名为"保证书"，然后和您的家人一起明确它的用法。比如，他被允许每天写五个寻求保证的问题，但您只会回答他一次。这本笔记本的目的是将问题和坦白的数量逐渐减少到零，如果笔记本被无限地使用，那么它将成为寻求保证的另一种形式。

帮助家人减少寻求保证的其他策略

　　一旦您和您的家人认同你们的主要问题是强迫性寻求保证，那么共同的目标就是减少它的频率。这里有几种方法可以阻止或拒绝寻求保证。记住，您需要的是善意和理解，而不是愤怒和报复。以愤怒回应寻求保证的问题在于，您愤怒的语调会抵消您的家人寻求的保证。如果他问您"×××"是否让他很脏（或有危险或变成坏人），您厉声说"不！"他听到的只是您的愤怒和轻蔑，而没有真正听到这个问题的答案，或没有意识到那有多重要。他将会再问一次。因此，即使您最终屈服于对方寻求保证的要求，也要保持冷静。继续与您的家人探讨，看看哪些方式有效，哪些无效。以下是一些供参考的策略：

- 沉默。不要回答这个问题。

- 走出房间。只要您听到寻求保证的话，马上离开那里！

- 回答一个不同的问题，或者给一个似是而非的答案。

- 给一个相反的保证。

- 假装您听不懂他的语言。

- 把问题重复一遍。

- 创建一种不可能的交易规则，例如每个问题需要做完 50 个俯卧撑（或拿出 50 美元）。

- 如果您的家人正在接受治疗，就把治疗师当作您无法提供保证的挡箭牌，比如"你的治疗师说我不能回答这个问题。"

不要单方面开始试验。例如，以相反的语气回应（"是的，你的恐惧是真的！"）可能是一种有效阻止这种冲动的方式，但是，除非您和您的家人都同意这种策略，否则您的话听起来会很残忍。你们需要保持相互协作。一般来说，试着用一些共情的表达来作为需要拒绝的开场白，比如一个亲切的表情，一个关于面对不确定性有多难的评论，或者一句简单的"我爱你"。

认知重建和保证

抓获个体存在的认知扭曲，并在逻辑上对其进行挑战，是抵制强迫的有力工具。然而，要小心，不要总是指出您认为您家人的想法因为强迫症而被歪曲了，这会在无意中给他们以保证。例如，如果有性取向困扰的家人对您说："我注意到那个家伙很有吸引力，所以我现在肯定是同性恋了。"此时不要回答"另外一个家伙也很有吸引力，你也没因此成为同性恋呢。"尽管这种说法富有逻辑性，但是在这种情况下，更好的策略是什么也不说或者耸耸肩。刚才的回应对您家人现有的病态思维是有帮助的，可以提高他的自我意识并挑战他的逻辑，但是您的反应也成了强迫保证的一部分。通过一遍又一遍地提醒他，他的想法只是强迫症的想法，您基本上是在告诉他，他不是同性恋。这意味着他不会学着接受不确定性，而会更加依赖您的反馈。

| 正念小贴士

　　看着您的亲人正在遭受疾病的折磨，似乎您若能耐心回答他们的"又一个问题"就可以大大缓解他们的痛苦。要知道您能够看到的痛苦，以及您对他的痛苦所产生的想法和感受是一个整体中相对较小的部分，就像池塘里的鱼或天空中的云。换句话说，这些想法和感受并不能决定整体，即寻求保证是一种意向，这种意向会加重疾病。如果要理解和支持一个患有强迫症的亲人，没有什么比理解保证更重要的了。当他问您一个寻求保证的问题时，你们都经历了很多强有力的想法和感受：他对此充满了期待的想法、焦虑的感受和想要从紧张中解脱出来的冲动。您要想到家人承受的痛苦，感受自己面对询问的恼怒，并努力记住什么才是"正确"的回应。您对这些情绪的容忍度以及能承受压力去消除这些疑虑的能力，对您的家人能否克服他的强迫思维有很大的影响。

整合和塑造健康行为

　　请和您的家人一起想出各种方法来帮助他抵抗这种冲动的折磨。嘲笑他并不能帮助降低他寻求保证的频率，但是适当的幽默是可以的。当他寻求保证的次数减少时，用有意义的谈话来填补空白。通过推心置腹的交流重建彼此的关系。

　　这也是一个很好的机会去关注您自己对保证的渴望，您渴望您的家人保证自己已经好转或者正在好转。您不能指望，在他反复寻求保证的时候若您不停问他是否有事，他还能郑重地保证自己没事。他可能没事，也可能不太好。谈论这个只会在你俩中引发寻求保证的冲动。让患有强迫症的家人看到您坚信他自己有能力对付疾病，以此来塑造您的应对能力。

思考

　　抵抗寻求保证的冲动需要面对特别的痛苦。您的家人寻求保证是因为他相信与强迫相伴的痛苦永远不会消失。这种信念往往通过自我反复抵抗而加强。例如他想问一个问题，他告诉自己不要问，因为这是一种强迫行为。但强迫症会说："如果你不能得到答案，你就会永远强迫。"尽管他试图忽视这个想法，但几个小时后他屈服了。然后他感觉好多了。但这还不是全部。因为他试图反抗并"失败了"，他现在有依据表明，如果没有保证，他就无法生存。所以下次当他有想询问的冲动时，会真的相信这种询问对他的生存至关重要。在病情真正好转之前，他不会知道这样的念头是强迫症的诡计。

您的挣扎

　　当您的家人一再要求您回答同样的问题，或者要求您坐下来，听他荒谬（或令人不安或恶心）的坦白时，您会筋疲力尽并且感到生气。他为什么不闭嘴呢？在这种情况下，配偶看着自己的伴侣会觉得他/她很丑陋，兄弟姐妹看着对方也会十分生气，父母可能会开始把孩子视为恼人的负担。

　　当您的家庭成员在寻求保证和坦白时，您可能会觉得自己是强迫症的奴隶。您该怎么做？回答他的问题，让他闭嘴，直到下一个问题出现为止？还是在他向您乞求或恳求答案以此减轻痛苦的时候不回答这个问题？这并不容易，也不全是您的错。

第 7 章
当家人检查时

"让我再检查一遍。"

"你检查过了吗？好吧，检查一下，确定一下。"

"我马上回去检查一下。"

"为了安全再检查一次。安全总比后悔好，对吧？"错了。宁可后悔也不要过自怨自艾的生活。

强迫检查意味着翻看相同的物品或回到去过的地方，确认一切都保持着您希望的样子。我们都会做一些检查，没有强迫症的人也会检查门是否锁了、炉子有没有关，诸如此类。但是，当强迫症患者把检查变成一种不可违抗的命令时，他们花在检查东西上的时间比最初享受它们的时间还要多，完成之后还会感到痛苦。反复检查是最常见的强迫行为之一，而这些行为对强迫症患者的作用是，它们降低了负性事件发生的风险，同时缓解了不确定性带来的痛苦（Rotge 等，2008）。

为什么家人会强迫检查

检查有很多的形式。寻求保证（见前一章）本质上也是一种检查形式。您的家人正在检查，以确保他害怕的事情不会发生，而您的反应正是一种依据。在其他情况下，检查意味着在检查某种想法、感觉或躯体感觉。最常见的检查形式是重复返回发生的场景中。

虽然检查最常与道德强迫共同存在，但检查也经常与其他的强迫思维一起发生。

常见的强迫检查（按强迫类型列出）

责任感过度强迫（检查强迫）

- 检查电灯开关。
- 检查插座。
- 检查锁。
- 检查水龙头。
- 检查家用电器。
- 检查门。
- 检查任何未检查的可能导致一些不想要的后果的东西。

污染强迫

- 检查物品是否被污染。
- 检查手或身体其他部位是否干净。
- 检查人们是否接触过受污染的物品或是否洗手。

追求"恰到好处"感的强迫

- 检查以确保物品排列完美。
- 查看对给定情况的感觉是否"正确"。
- 检查词句是否表达清楚或被完整理解（例如，要求人们重复自己说过的话，倒带／重放电视节目中的对话）。

性强迫

- 检查是否有对某些事物出现生理反应。
- 检查是否发生不想要的性行为。

- 观察其他人的反应，看看他们是否暗示与性强迫相关的东西。
- 检查是否有性的想法，或者性的想法是否与场景相适应。

暴力强迫

- 检查以确保潜在危险的物品已被移除或禁用。
- 检查人们的反应以确保他们没有受到伤害。
- 检查是否有暴力的想法或暴力的想法是否与场景相适应。

关系强迫

- 检查爱的感觉或吸引力。
- 检查以确定是否听到或理解了关于亲密关系的评论。

宗教强迫

- 检查以确保没有亵渎神灵的行为发生。
- 检查不想要的反宗教或亵渎的想法。

道德强迫

- 检查衣服标签、成分或其他"小字"，以确保没有违反道德的词语。
- 检查电灯、水龙头和电器，确保没有电、水或其他资源被浪费。
- 检查考试、表格或其他书面材料以确保 100% 准确。
- 确保言辞表达 100% 真实。

识别强迫行为，针对问题，而不针对人

就像其他强迫行为一样，如果您还没有开始迁就亲人的检查行为，那就不要继续。若能在第一次就阻拦则可以免去您亲人的很多痛苦。由于您正在阅读本书，您很可能会

发现自己以各种方式在迁就，包括：

- 允许您的家人花费额外时间去完成检查过程。
- 代替您的家人完成检查，以避免他的麻烦。

要记住的是，您并不是真的在帮助他，而是在迁就仪式化的检查行为。检查出现在你们的互动中，您因此而不再准时，也不再放松。回想一下检查对您家人的影响。他是否耽误了工作、上学或社交活动？他是否为了回去检查什么而破坏了假期或其他活动？

邀请合作

一旦循环开始，要中断循环必须先各个突破。这意味着，一旦您成为您亲人强迫循环的有用部分，就不能直接抽身。如果这样做，会导致极端的想法和仪式化行为的增加。就像减少寻求保证一样，减少检查行为将涉及与您的亲人达成某种形式的协议，即检查或迁就对方检查行为的责任将逐渐从您身上转移到他的身上，进而转移到其他地方。问一下他："我们如何解决反复检查这个问题？"

需要明确的是，并不是说您要代替他检查；相反，也许你俩可以就他检查东西的次数达成一致，当检查到某个次数的时候您可以提醒他，或者当他让您检查东西时，您可以委婉地加以引导。您要以一种不会促进他的强迫行为的方式参与这个过程。这是另一个协议和约定言辞可能会派上用处的时候。如果您看到他正在与自己僵持，纠结是否要再次回去检查东西（例如，他正踌躇在门口，打算返回再一次检查灯是否关闭），您能说一些类似"意大利肉丸面"这样的暗语将他从强迫行为中拉离出来吗？

中断强迫症恶性循环（经许可）

一旦您的家人愿意合作，一个好的开始是您愿意花费多长时间等待他完成检查步骤，然后做接下来的事情。比如，您和您的家人即将离开家，他想要检查每一个电灯开关，也清楚他会花费多长的时间。当规定的时间到了，您就直接离开，无论他是否和您一起（按照约定）。每周都努力减少检查的时间，渐渐过渡到不花费时间检查。创建一个表格，记录每次检查减少的时间也会对此有帮助。

如果您被迫代替您的家人完成检查（例如，检查所有的锁是您的"工作"），这种事情需要逐渐停止。尽管这会是比较容易完成的事情，但是仍然建议不要立刻完全中断，要循序渐进。请记住每一次您为您的家人完成检查的时候，似乎在节约双方的时间，但是最终您是在强化一种负性的观念：检查动作是有必要的，但是对不确定性的忍受不是。从长远来看，这会消耗您更多的时间和精力。

假设您的家人在离开家的时候有一个检查门锁的仪式动作。为了节省时间，您自愿在他离开家后做额外的检查。您也许可以尝试与对方协商一个计划，在这个计划中，随着容忍度的扩大，可以进一步减少检查行为，比如：

1. 在他看着您的时候检查门锁。
2. 在他看着您的时候只检查那些确定为"重要"的锁。
3. 在他没看着您的时候检查门锁。
4. 不检查门锁，但只离开家一小段时间。
5. 不检查门锁，并且离开的时间越来越长。

┃ 正念小贴士

有时候您不得不等待您家人完成检查过程，尤其在试图减少检查的过程中。在这段时间里，您的脑海里会充斥各种各样的想法，当这些想法出现的时候试着善待自己，如果有机会可以做一个短暂的冥想。假如您正坐在车里等着他，闭上双眼，缓慢呼吸，仔细体会感觉。从头到脚扫描您的身体，注意出现的每一种感觉，并在脑海中画出自己坐在椅子上的画面。这会平息您的一些愤怒或沮丧，在您的家人准备好的时候，帮助他做接下来的事情。

在这个过程中对自己感觉的监控是很重要的。如果他告诉您您变得易激惹，那么这个过程不再是一种改善，而是一种苛责以及另一个焦虑的来源，并成为您的家人为他的行为辩解的理由。告诉他对抗检查有多艰难，这样做总是正确的。你可以随时告诉你的家人你知道停止检查有多难，这比对他说反复检查多具破坏性要有用得多。

整合和塑造健康行为

当您在实施一些检查行为时，尽可能简单迅速。为什么有的事情不需要检查，如果对此进行长篇大论的解释，只会让其成为保证的一种形式，并且最终证实是一种相同的导致反复检查的思维过程。这并不意味着您需要对自己非常苛刻和无情。您需要面对的是家人很难抗拒检查行为，并且会出现很多可怕的想法——认为事情会变得非常糟糕。

如果因为没有再一次检查而导致悲剧发生，无疑是令人心碎的。但是真正让人心碎的是害怕犯错。如果您自身做了很多检查动作，或者您鼓励您的家人也做很多检查动作，甚至到了让您感觉很不舒服的地步。那么和往常一样，将做仪式化动作的时间节约下来，和家人一起做更多有意义的事情。比如今天因为没有检查得以更快地出门，因此有时间在约会的时候停下来吃个冰激凌，这对您的家人来说意味着什么？

思考

所有检查的关键原因是害怕未进行检查会导致悲剧，并且感觉这是无法避免的。对于强迫症患者来说，多做一次检查，无论有多烦琐，都是一件非常简单的小事，只要可以确保他们的安全。如果他知道多做一次检查，房子就不会被烧毁，亲人也不会受伤害，您会怎么想呢？现在他正在努力控制，每个人都告诉他不要检查，检查是不好的，但是如果呢？如果发生事情怎么办？当一部电影在您的脑海里一遍又一遍地播放，悲剧接连不断地发生，人们——大多数是您的亲人——指责您没有检查的时候，您是什么感觉？

您的挣扎

　　这是如此令人难以置信的混乱和烦人，不是吗？有多少次您因为家人需要检查而迟到了？有多少次，因为您的家人无法停止对家里可能发生的事情的担心，毁了一场电影、一次购物或一次假期？有多少次，当您和您的家人聊天时，您意识到他点头微笑的时候完全忽略了您，而是全身心地投入到思考和感受中。您告诉他别再想了，没有意义。您对他说，"来吧，我们走吧。"即使他没有实时检查，心理检查仍在继续。强迫症一次又一次地获胜。但是，您可以帮助他暴露在对不确定性的恐惧中，帮助他将强迫症放在恰当的位置。

第 8 章
当家人清洗时

清洗和清洁可能是最容易识别的强迫行为，部分原因是家里肥皂、毛巾和清洁用品的供应不断减少。仪式化的清洗和清洁会占用大量宝贵的时间，并在不同层面上对家庭功能造成巨大的影响。举个例子，在生活中，家人会因为过分清洁打扫而无法做其他重要的事情，比如按时上班，更不用说端着一碗爆米花在沙发上看电视，和小孩在地板上玩，或者仅仅喝茶看书放松一下。

为什么家人会清洗

强迫清洗之所以如此不幸，部分原因在于它在强迫动作中都试图保持一种确定感，这种感觉非常微妙。再次被污染很容易察觉，发现以后又需要再次开始清洗。可以通过上厕所的过程去理解这一点。以下是强迫症患者在治疗过程中的每一步都要面对的问题：

1. 进入浴室。我可能碰到门了——我最好先洗个澡。
2. 脱下裤子。我摸了我的皮带和裤子——我最好洗一洗。
3. 坐在马桶上"办事"。确保我把所有东西都清空，这样我就不用立马再回来了。
4. 擦拭。我必须确保已经把身上所有可能的脏的分子都清除掉了——我最好多用些纸。
5. 提上裤子。我又摸了腰带，现在我的腰带更脏了。
6. 冲洗。我现在一定得洗了。

7. 触摸水龙头手柄打开水龙头。哦，不，我应该用纸巾什么的——我刚刚污染了水龙头。

8. 清洗。我必须确保我洗得很干净，以消除所有可能的污染物。

9. 关掉水龙头。哦，不，我又碰了一下水龙头——脏的水龙头——刚洗完。我最好再洗一遍。

10. 用毛巾擦干手。其他人用这条手巾，他们不像我那样彻底清洗，所以现在我的手又被污染了。我最好再洗一遍。

我还可以继续列举下去，想象一下，您的家人可能会陷入这样的困境。他被污染了，然后干净了，但是在洗衣服的时候又被污染了，产生了想再洗一次的冲动，等等。

在污染强迫的条目中，清洗和清洁的冲动最为明显。但是，清洗的动作不仅仅是简单地清除污垢和细菌，它植根于宗教实践，并具有象征意义上的"清洁"或重新开始。因此，它可以成为许多不同强迫形式的平衡手段。同样，清洁也意味着把事情做好，让生活井然有序。您可能至少有过一次这样的经历：对家里或办公室进行一次大扫除后环顾四周，看到一切都是"应该"的样子，然后松了一口气。强迫症患者却很难接受他们在那时所做的事情，他们常常把目光放在下一件事情上。

常见的强迫清洗动作（按照强迫类型列出）

污染强迫

- 过度的洗手和清洁双手、身体、个人物品（例如电话和钥匙），或各种东西的表面（在家里、办公室或汽车上），以消除对细菌、体液或化学物质的恐惧。

追求"恰到好处"感的强迫

- 清洗或清洁某物，使其看起来非常干净或有条理。
- 清洗或清洁，直到达到一种特定的"感觉"。

性强迫

- 过度清洗试图去除任何可能的精液或阴道分泌物，如果不这样做可能传染给其他人，就好像发生了性行为一样。
- 清洗以达到想法的中和（洗去不好的想法）。

暴力强迫

- 过度清洗以确保没有危险化学品或致命的细菌传染给他人。
- 给任何可能用作武器的东西上锁（例如，锤子、刀子）。
- 隐藏化学清洗产品和其他有害物质。
- 清洗以达到想法的中和（洗去不好的想法）。

宗教强迫

- 在性行为之后清洗，再次体验到"纯洁"。

道德强迫

- 清洁以确保没有人因不干净的事物而拖延。

识别强迫行为，针对问题，而不针对人

有强迫清洗的患者通常会给家人带来很大压力，要求家人处处小心。这使得家人如履薄冰，生活中会时刻注意不要碰错东西，不要让患者陷入另一种强迫行为。其实这是不公平的，您可以对您家人的要求感到恼怒，因为他们要求您事事顺他意来阻止他做更多强迫的事情。

不要忘记你们的敌人是强迫症，而非对方。强迫症是挡路虎，驱使您的家人试图通过清洗来控制不必要的想法和感觉。尽管事实上，洗衣服似乎并不能真正减轻内疚，而

由于内疚的存在，洗衣服的冲动也会延长（Cougle 等，2012）。

邀请合作

让强迫症家人知道问题在哪里——以一种观察敏锐的、亲切的方式，不要以批评的方式。比如表达关心："我担心你在卫生间花了太多时间"或"我注意到你用了很多卫生纸，你还好吗？"邀请您的家人和您一起解决这个问题。

与迁就其他强迫行为一样，最好的策略是一开始就不要迁就。但是如果您已经陷入其中，就和您的家人一起努力，慢慢地摆脱它。询问对方您如何能帮助他减少强迫行为："我如何帮你控制洗澡时间？""我们怎样才能减少洗手的次数呢？"仅仅是宽泛地询问您是否能提供帮助，很可能会导致您更加不能碰任何东西，并购买更多的洗手液。关键是要问您是否能提供不一样的帮助。

中断强迫症恶性循环（经许可）

任何时候，当您的家人沉浸在洗衣服或清洁的仪式中时，您必须选择一个合适的时机及方式去打断他。通常，中断会导致一种强烈的冲动，想要从头开始这个仪式。想想这对那些需要花费数小时进行这个动作的人来说意味着什么。他会由此产生绝望感并感到愤怒，会让你们陷入争吵之中，而不是一起对抗强迫症。这就是为什么在您进行干预之前，必须识别强迫行为，并在干预前建立合作。

一旦您和您的家人建立合作，有很多方法可以有效地打断清洗或清洁仪式。一种方法是直接指出您的家人在实施强迫行为，多采用温柔的提醒，而不是"我发现你在做……"。如果他喜欢，也可以用暗号。另一种方法是用其他事情来分散他的注意力。还有一种策略是同意清洗但限制清洗的时间，并加以执行（这包括在需要的时候切断水或发放特定数量的肥皂）。一般来说，如果您在得到允许的情况下移除或限制用于清洗的肥皂或其他物品，可以减少您的家人花在清洗上的时间。

　　您家人的清洗和清洁行为可能要求您也用某种特定的方式进行清洗或清洁。您可能正在用以下行为来迁就他的强迫症：下班回家马上洗澡，避免接触他清洗过的物品，或者用他喜欢的方式洗手。尽管不建议您没有缘由地触发家人的强迫症，但是您要瞄准并消除您为"保护"他远离焦虑所做的一切。他可能会恳求您坚持到底以免触发他的强迫症，或者干脆要求您遵守他的规则。在任何一种情况下，您都需要明确您将继续为他做什么、做多长时间，目标是逐步消减您参与任何清洗或清洁的仪式。最终目的是让您远离强迫症，过自己的生活，让您成为健康行为的榜样，这样他也就能追求同样的目标了。

正念小贴士

　　愤怒往往会让您更加苛刻，也不能帮助您的家人克服强迫症，面对他的强迫行为，您要处理好您的挫败情绪。当您看到肥皂又用完了或者瞥见他干裂的手，要注意自己身体的变化。不要忽视那些感觉，承认它们，深呼吸，感受您身体感觉最强烈处。您还在等待，而您的家人正在漫长地洗澡，此刻您想大喊大叫，再一次注意您的身体有什么变化。胃里发堵吗？握紧拳头吗？抓住机会练习正念，与您不必要的想法和感觉在一起；呼吸，放松肌肉。当您的家人洗完澡后，如果您先平息了自己的愤怒，您就能更多地帮助他。

整合和塑造健康行为

　　当您的家人在您的支持下努力减少强迫行为时，开始调整您自己的健康的清洗和清洁习惯，并寻求他的帮助。这可能意味着您也需要做一些曝光来模拟适当的行为：只有在上完厕所或饭前才洗手，在家里留下一些乱七八糟或有灰尘的东西，在家里穿鞋。

　　就像其他强迫症一样，减少清洁可以节省大量时间。当您的家人洗衣服和打扫卫生的时候，鼓励他参加对他有意义的活动。您越少帮助他控制洗衣服和打扫卫生的行为，您就能花更多的时间去做对您重要的事情。

思考

　　您的家人清洗的时候会觉得脏、恶心、不负责、丢脸，他似乎承担着一项不可能完成的任务，那就是确保他已经洗掉了那些让他不舒服的东西。无论是细菌、体液、灰尘还是坏的想法，他都觉得自己一直面临着一个选择：是做自己觉得可以控制的事情，还是接受充满痛苦的生活。然而情况变得越来越糟，直到控制不住，行为变得失控——他手上的皮肤开始干裂，或者他洗澡的时间开始超过他做其他事情的时间。这是在不可能实现和看似不可能接受之间做出的决定。现实是遥不可及的，无论您的家人多么爱您，多么尊重您，您理性的呼声并不像强迫症的谴责之声那么响亮。

您的挣扎

　　与一个强迫清洗者在一起会耗竭您的"资源"，无论是字面上或象征层面。它会增加家里清洁物品的开销，增加水电费。您要花更多的时间——出门要花更长的时间；每次他清洗的时候，您要暂停观看电视节目或电影；在他讨论出去吃饭是否安全时，您需要等待直到讨论结束。最糟糕的是，这会让您失去对家人的尊重。看着一个人重复做一件您知道没有必要做的事，这件事给他带来了很多问题，看起来这事情很容易就能停下来，这一切消磨了他对您来说所有的重要意义。您也很痛苦，因为强迫症，您失去了一个家人。您可以帮助您的家人康复，但这无法保证一定有效并且风险很大。记住要善待自己。

第 9 章
当家人在进行精神仪式时

作为强迫症患者的家属，在所有令人沮丧的强迫类型中，没有什么能与强迫仪式（精神强迫）相抗衡。记住，强迫行为是对不必要的想法做出的反应，它能减少不适，或者让人相信担心害怕不会成真。身体强迫，比如洗手或检查炉子，比较容易发现进而解决掉。但精神上的强迫行为本质上是不可能被观察到的。人们曾经以为，有些人只是无缘无故地沉迷于大脑中的想法，它们在强迫症循环中并没有发挥积极的作用，但是不必要的想法还是像雨点一样落在他们身上。这促使人们在心理卫生领域使用"纯强迫症"或"纯 O"这样的术语。这一观点后来被认为不准确并遭到驳斥；那些以前被认为没有被强迫行为困扰的人，实际上正在从事各种形式的自我保证和精神仪式（Williams 等，2011）。罗杰斯纪念医院（Rogers Memorial Hospital）的一项研究评估了 1 086 名接受该院强迫症治疗项目的患者，并确定了在所有病例中存在强迫思维和强迫行为，有些病例中，患者都不相信或不理解他们正在做的事情（Leonard 和 Riemann，2012）。

精神仪式是如何进行的

"纯 O"一词仍在强迫症（OCD）的词典中，主要是作为一种方式，让强迫症患者将自己和对方定义为既不是"检查者"也不是"清洗者"。这很好，因为它减少了被孤立的痛苦，培养了一种群体意识，但它忽略了一个事实，即检查和清洗的人之所以有身体强迫行为，只是因为他们的精神强迫不够有效。

想想看，一个人在触摸电视遥控器之类的东西后，会在心里和自己争论手是否干净的问题。

他不想从沙发上起来去做一个又长又痛苦的清洗仪式。他可以在心里向自己保证他的手是干净的。他可以试着去思考干净的想法，关上不干净的想法。他可以在脑海中追溯在自己之前每一个可能接触过遥控器的人的行踪，以此确定他们接触遥控器时是否干净。他可以想象自己身体有一种保护涂层，将自己与细菌隔离开来。他可以在心里念叨："就算我触摸了遥控器后不洗手也不会生病。"所有这些都是精神强迫行为。或者他也可以放弃抵抗，站起来，去洗个澡。

为什么家人会进行精神仪式

每种形式的强迫症都涉及一些精神仪式。从某个不必要的想法出现的那一刻起，就有一种内心的声音在说，这个想法是不必要的，不应该出现在这里。这种声音是第一次精神仪式的种子——第一次试图中和、阻挡或反驳不必要的想法。您的强迫症家人可能会依赖精神仪式作为他人格的功能：他可能合理地解释自己是一个分析型的智慧的人。他在精神仪式中可能更蓄意或者更有选择性，试图在不被任何人"发现"的情况下满足他对保证的需求。

常见的精神仪式（按强迫类型列出）

污染强迫

- 精神上回顾或追溯物品是如何被污染的。
- 用"干净"的想法来中和不必要的想法。
- 在清洗时计数，以确定清洗已完成。
- 内心自我保证，比如：我知道我是干净的，或者我不会生病。
- 在精神上评估被污染的潜在后果，以及这些后果能否被忍受。

过度责任感强迫（检查强迫）

- 回溯检查项目所涉及的步骤，以确保记忆是准确的。
- 精神检查——想象一个检查过的物品，看看是否仍然感觉被检查过（锁定，关闭等）。

- 内心自我保证，如我知道门是锁着的。

- 检查时计数，以确保检查已完成。

- 从精神上审视不检查的潜在后果，以及这些后果能否被忍受。

追求"恰到好处"感的强迫

- 精神上检查，看看对一个物体、想法或感觉的记忆是否完全是它"应该"的样子。

- 在心里念念有词或重复陈述，直到感觉"正确"为止。

暴力强迫

- 在精神上回顾／分析暴力想法意味着什么或是否导致暴力行为。

- 在精神上检查感觉或身体知觉是否有伤害的迹象（例如，我的手在靠近那把刀的时候有奇怪的感觉吗？）。

- 想法中和——用"安全"的想法取代伤害的想法。

- 强迫性地祈祷对暴力行为的恐惧不会成真。

- 计数，或间接的精神仪式（例如，如果我说这个词 4 次，它将防止我的母亲受到伤害）。

- 自我保证的声明或口号（例如，我知道我永远不会伤害我的儿子）。

- 在精神上回顾假设的情景，以确定自己是否会对暴力的想法采取行动。

- 强迫性泛滥——故意停留在不必要的伤害想法上，试图证明它们仍然令人不快，但是不会采取行动。

性强迫

- 在精神上回顾和辩论性取向。

- 在精神上回顾其他人关于性话题的行为和陈述。

- 精神上检查与性欲有关的感觉和情绪。

- 想法中和——用想要的想法取代不必要的性想法。
- 强迫性地祈祷关于性的恐惧不会成真。
- 自我保证的声明或口号（我不喜欢……）。
- 在精神上回顾假设的场景，以确定自己是否会对不必要的性想法采取行动。
- 强迫性泛滥——故意停留在不必要的性想法上，试图证明它们仍然令人不快，但是不会采取行动。

关系强迫

- 在心里回顾这段关系的质量。
- 精神上检查自己对爱的感受或对您的吸引力。
- 从精神上审视可能意味着某种关系的互动。
- 回顾您的过去。
- 让自己对这段关系放心。

宗教强迫

- 强迫祈祷。
- 精神上回顾宗教概念。
- 在进行以宗教为主题的活动时审视情绪。
- 让自己相信自己与信仰有联系。

道德强迫

- 精神上回顾道德信仰。
- 从精神上审视自己的行为，以及这些行为是否道德。
- 精神上回顾有道德问题的假定场景（例如，如果我的同事找上门来，我会背叛我的妻子吗？）。
- 在心里回顾自己的谈话，以确定是否说过不诚实或不道德的话。

精神仪式的管理

作为强迫症家人的支持者，您可能需要解决的第一件事就是您自身与现实的斗争。换句话说，您必须意识到您不能阻止您的家人实施强迫行为这一事实。您可能可以在行为上阻止他清洗，但如果他绝望透顶的话，他会找到别的方式。如果他不能想出一种方法来实施强迫动作，他会将其诉之于他的精神强迫。您不能阻止他实施精神强迫。也就是说，您可以帮助他对抗强迫症，您可以用支持和鼓励来让他赢得这场斗争。

识别强迫行为，针对问题，而不针对人

您可能会注意到您患有强迫症的家人沉浸在他自己的世界里。您说话的时候，他似乎没有在听。"在一起""一起"或者"投入"似乎与他无关，他显得疏远或冷漠。这种时候，他可能在沉默中疯狂地进行仪式，无法专注于周围发生的事情，因为他正在非常非常努力地完成精神仪式。每当您注意到他似乎没有注意到您，您问他是不是在例行公事，如果他不承认，您也不要惊讶。对于一个强迫症患者来说，很难接受这样一个事实：他被困在一个循环中，并且自愿进行着他知道会使情况变得更糟的精神行为。他可能会说："我只是想弄明白一些事情"，甚至可能会抵制把这种行为认定为强迫行为。在这种情况下，与其批评您的家人，不如让他知道您很关心他，告诉他您看出他有很多心事，您知道这些真的很困难。

邀请合作

中断精神仪式是一种阻碍仪式完成，却不妨碍不必要的想法出现的舞蹈。如果您的家人需要您的帮助，分散注意力是个不错的策略。获得家人的允许后，当您注意到他在实施仪式时就试着转移他的注意力。另外，运用逻辑思维并不是一个好的策略，尽管试图用逻辑来帮助您的家人解决他陷入的精神困境可能听起来不错。如果他有"成为同性恋的可能性"的强迫，看起来只需要告诉他："看，你不是同性恋。如果你是同性恋，我们早就知道了。就

算我们都知道，也不会有什么，所以就让它去吧。"但事实是，您永远无法消除强迫症患者心中所有的疑虑。您运用逻辑思维只会使他感到愚蠢和羞愧。具有讽刺的是，讨论他困扰的内容并试图想出一个合理的理由或方式来解决只会出现更多的强迫行为。

现实生活中，我们随时能从烦恼的想法中解脱，然后继续前行，但是您的强迫症家人认为，在他继续前行之前必需做些什么。您不想参与到这种错误的观念中去，您只想成为前进的一部分。所以，您该邀请他和您一起制定远离这种不确定性想法的计划，而不是去搞清楚问题本身。

中断强迫症恶性循环（经许可）

一旦您的家人同意让您干涉他的精神仪式，您要明确你们之间的关系对他的意义，并充分利用它。假设您注意到您的女儿似乎正沉浸在她的想法中，简单地说一句："亲爱的，能过来帮我洗碗吗？"就可以把她从圈子里拉出来，给她一个专注于其他事情的机会。如果您的伴侣患有强迫症，您也许可以通过一些有趣的或善意的玩笑来化解焦虑。丈夫可能会注意到他的妻子在坚持做某些事情，然后在得到允许的情况下，轻轻地戳她的胳膊，说："嘿，你，够了——回到现实中来！"虽然这并不总是有效，但通常是有效的，因为精神仪式是如此的痛苦和累人，您的家人希望得到允许停止它。她可能没有能力给自己许可，但是您打断她，给了她一个尝试的机会。

您为家人的精神仪式所做的最大的迁就就是您的时间。您可能经常会觉得，当他去完成他脑子里的某个任务的时候，您好像被暂停了，等到任务完成您才能继续，并被期待恢复正常的行为。他可能经常让您等他完成他的仪式。他让您等着不说话，让您等着不离开，或者等着不去完成某个任务。一旦您得到许可，可以和您的家人一起对抗这种疾病，你们要就"您将会等待多久"达成一致。如果您等待的时间越短，他的仪式就越少。

谈谈认知重建，挑战认知扭曲而不分析强迫行为，是一个精巧的过程，您别指望用这种技巧来帮助您的家人。让他和他的治疗师或练习手册一起努力。如果您试图将认知扭曲合理化，您可能会发现自己在促进精神仪式的发生。所以，如果您的家人开始向您详细解释一个心理过程，听起来他似乎在试图解决他的强迫思维，但不要上当。对他的精神仪式不回应，比试图理解这些歪曲有效得多。

正念小贴士

　　您的家人可能认为您不知道他什么时候实施精神仪式，其实您知道。例如，您可以从他的眼睛里读懂。当您意识到您的家人正在进行精神仪式时，您生气了吗？您是否有过这样的想法：您希望他与众不同。您是否觉得被抛弃了，好像他选择了强迫症而不是您？与其试图抗拒这些感受，不如试着简单地观察它们。让它们过去并告诉自己：这就是此刻正在发生的事情。新的时刻终将会到来。

整合和塑造健康行为

　　想一想您的左手肘。如果和大多数人一样，您的左手肘只是您身体的一部分。您不会试图回避想起您的左手肘，但您也不会刻意提起您的左手肘有关的话题。就是这样。如果您像对待左手肘一样对待强迫思维——它们是正常的、无趣的事情——这将帮助您的家人以同样的方式处理它们。家庭成员经常不必要地询问他们亲人的强迫情况。"现在好了吗？""你还在担心吗？""那东西怎么样？"就像往常一样，家庭成员会小心翼翼地处理一些可能会触发亲人强迫症的话题。这会让事情变得更糟！它只会让强迫这个主题看起来更重要。您的强迫症家人知道环境中存在触发因素。电视广告很容易引发暴力、性、宗教或道德方面的强迫，您若跳过茶几去换台只会让他感觉更糟。因此，如果您想帮助他减少精神仪式，那就让自己正常对待这些想法，而不是反应过度。

因此现在知道

　　您做到了！您已通过第二部分的学习，希望您学到了很多关于帮助和支持您的强迫症家人的知识。您该怎么理解这一切？如果您仍然觉得自己只是"某种程度上"得到了帮助，也不要轻易否定自己。在接下来的两章中，我将讨论来自不同家庭成员的一些有趣的观点，以及用于不同类型家庭关系的特定正念和认知行为工具。然后，我将介绍如何找到好的专业帮助和治疗方法，以及让您的强迫症家庭保持强大的技巧和方法。

思考

在这本书中，我讨论了强迫仪式如何造就确定的感觉。对于强迫症患者来说，没有达到确定性就等同于没有成为一个有内在价值的人。如果他不能百分之百地相信自己不会杀害他的孩子、不会染上绝症，或者继续爱他的配偶，他怎么能相信有自我价值呢？但人们看到他做这些冲动的事，就会觉得他疯了。因此，如果他想成为一个有价值的人，必须想办法在沉默中反驳他的强迫思维。这是一个孤立的"纯"精神仪式者的世界。此外，这些仪式是隐蔽的，这让强迫症最虐心的部分——"恐惧"悄然而入，刚开始的时候根本就难以察觉这是强迫症！因此，如果强迫症患者主要实施精神强迫行为，会觉得自己被社会孤立，就像一个与精神疾病抗争的人，但同时也会觉得自己被精神疾病群体孤立，就像一个根本没有这种疾病的人。

休息一下

感到无助是可以理解的。当然，您可以表达发自内心的同情，或者共情，毕竟您的家人正被困在闯入性思维和精神仪式的循环中。在某种程度上，每个人都知道，在头脑中反复思考某件事而又无法"关掉它"是什么感觉。但最终，识别并对抗精神仪式取决于您的家人自己。您能提供帮助的唯一方法就是支持他自我帮助，而您能保持支持的唯一方法就是照顾好自己。所以善待自己。不要为了一个人，哪怕是一个对您很重要的人，而把所有对您重要的事都放在一边。他此刻需要您，请等待他摆脱强迫症后的回归。

第三部分

态度

本书最后两章，我将讨论与家庭系统中每个主要关系相关的更具体的问题：配偶、父母-子女(包括父母-青少年子女和父母-成人子女)、兄弟姐妹和子女-父母。我还会谈到您的家庭和你们在寻求强迫症治疗时可能遇到的各种治疗提供者之间复杂且有时令人困惑的关系。您可以直接跳到那些可能最适合您的部分，但我也建议您找时间读读那些适合其他家庭成员的部分。例如，如果您读这本书是为了更好地了解您患有强迫症的儿子，您通读全书也有助于您了解他的妹妹正在经历什么。家庭系统中某个部分的任何变化都会导致其他部分的变化。您知道得越多，您就越有准备。当您患有强迫症的家人正在努力改善心理状况时，如果他重新加入一个稳定的家庭体系，他就会更容易保持这些已经取得的进步。

第 10 章
强迫症及不同的家庭动力

对于强迫症患者来说，不管他的强迫症状是常见的还是相对少见的，总有一种感觉，那就是他的问题是最糟糕的。在强迫症患者的小组治疗中，这种"哦，我希望我有您的问题"的现象经常出现。一个有污染强迫的患者开玩笑说，他希望自己有暴力强迫，原因是他的痛苦是如此之大，似乎没有人比他更痛苦；而且，无论如何，谁能真正认真对待"其他"强迫症呢？其实家庭中每个成员都感觉自己的痛苦处在顶峰。换句话说，这不是患强迫症的家庭成员独有的。例如，妈妈不忍心看着女儿与强迫症做斗争。但妈妈不知道，作为家里的另一个孩子，和他的妹妹以及妹妹的强迫症打交道是什么感觉。所以强迫症家庭中的每个人都在迷宫中穿行，认为自己的旅程最艰难。关键是，这无可反驳。因为随着每个人的痛苦逐渐加重，整个家庭也会跟着严重起来。

在这一章中，您会发现影响每种关系的强迫思维和强迫行为清单。这些清单并不是全部——我并不是说列出的症状是唯一能影响关系的症状。关于"要"和"不要"的清单，一个重要的指导原则是邀请您的家人与您合作解决问题。如果您还记得，一旦您确定强迫行为是有问题的，下一步就是让别人知道您愿意帮忙。您读了这本书，也许还读过其他关于强迫症的文章和书籍（如参考资料中的文章），可能会强烈地想要把您所学到的东西教给您的家人。这就有点棘手了：您必须邀请合作，而不是暗示他，或者不断给他讲强迫症。如果您跟着他在屋子里转来转去，大声朗读强迫症练习册上的内容，这将弊大于利。您家人可能的反应是打断您并保护强迫症状，断然拒绝您让他治疗的要求。

您不能强迫别人接受您的支持，您也不能成为您家人的治疗师。支持者的角色有时并不值得羡慕。一旦您让别人知道您有空，想要帮忙，您可能不得不等待、观察，尽量不让事情变得更糟。这种等待需要很大的力量和耐心，命令您的家人变得更好会让您远离支持性家庭成员的角色，而支持性家庭成员才是您要成为的那个人。

"要"和"不要"清单：如何支持患有强迫症的家人

要	不要
表达想了解强迫症的愿望，并阅读这方面的书籍	将家人的强迫行为归咎于性格缺陷
鼓励科学的认知行为治疗和精神症状评估	批评或嘲笑家人的症状（尤其是当着其他家人的面），或在公共场合嫌弃家人的强迫症
在症状改善时，适时给予鼓励	把强迫症当成一种耻辱，或者说"不要这么强迫了"
与您的家人在强迫症状中发现乐趣	会特别指出尚未采取的方法或曾出现的失误
在有压力时更加专注和耐心	表现得好像您是您家人的治疗师或教育者，或者对他的心理健康负全部责任
表达同情，但杜绝保证	把强迫症的存在归罪于自己或其他家庭成员
将实施暴露作为您家人的治疗作业	迁就仪式、给予保证，或为此承担责任帮助家人回避

当伴侣有强迫症

爱情意味着玫瑰和蝴蝶，不是么？当您和一个人在一起后，你们变成了一个共同体，产生了一加一大于二的效应。无论你们是否有孩子，都代表一个家庭。你们对彼此忠诚，这是很棒的一件事。当您在对方身边待了足够长的时间后，对于他幸福的关心就和自己的一样多（基本差不多），那种感觉很陌生也很奇妙。可是，当您要摆平罪犯（强迫症）时，这个人却变成了罪犯的同伙，或者变成另外一只手来挠您的头。如果这个人表现出开心，这很好，但并不是因为这个人会对您更好或者将他的快乐归功于您，对您来说仅仅意味着他（您的爱人）是快乐的。

如果您和强迫症患者结婚或者处于一段彼此承诺的关系中，这并不意味着您要对那个人的强迫症承诺。您可能会觉得是，但那实际上是您自己歪曲思维的产物。这是对实际情况的放大，或者是简化。您伴侣的强迫症就像同居时他带来的那张丑陋的沙发。它不是没有魅力，只是它并没有给您家增添价值。但是，沙发并不是您的伴侣。

可能会影响您伴侣和您关系的常见强迫行为（按照强迫类型列出）

性强迫

- 回避亲密以避免不必要的性想法。
- 将过度的性行为视作一种保证形式。
- 向您寻求有关他的性取向看法的保证。

暴力强迫

- 避免亲近，因为害怕伤害您。
- 在您相信他不会伤害您的认知中寻求保证。

过度责任感强迫（检查强迫）

- 要求他或您花时间检查物品。
- 回避或终止某些活动（例如度假）以进行检查仪式。

污染强迫

- 避免接触体液（您的或他的）。
- 避免污染您或被您污染。
- 要求您进行特定的去污或回避仪式。
- 避免在家里分担可能涉及污染的义务（例如倒垃圾）。

关系强迫

- 完全避开您，或者避开那些强调你们是一对夫妻的活动（约会之夜、假期等）。
- 寻求关系稳定的保证。
- 强迫性地坦白对这段关系的想法（包括坦白发现别人很有吸引力或者发现您的缺点）。

道德强迫

- 过分地寻求保证或坦白自己与道德有关的失误。

亲密行为

亲密意味着您和另一个人紧密相连，你俩身心相印。亲密并不一定非要身体接触，但它需要某种形式的亲近。一个人可以呈现出亲密的表象：彼此交谈、进行性活动、给予赞美，甚至表达真正的爱；同时却在精神上关注其他事情，比如精神仪式。可是真正的亲密需要全身心地关注对方。对于强迫症患者来说，这很难（但并非不可能）。即使在亲密的时刻，选择不去承认实施强迫行为的想法和意向，就像选择忽略火警一样。这就产生了一种"检查动机"的感觉，或者一种潜在的否认重要警告信号的感觉。人们每天都这样做，但强迫症患者更清楚这一点。

在亲密时刻，您患有强迫症的伴侣可能会觉得自己像个演员，扮演一个亲密的人，希望不被发现在做"真正"的任务——记住台词，同时在脑中疯狂地挥动拍子，把不必要的想法赶走。在性亲密中尤其如此。研究发现（Aksaray等，2001），与患有广泛性焦虑障碍的女性相比，患有强迫症的女性在性生活中更可能是无感觉的、无高潮的和回避的，并且对性交有明显的不满。这在那些与身体分泌物有关的污染强迫或恐惧中尤为明显。男性可能受到同样的影响。

如果您对您的伴侣过于挑剔，他不会完全向您敞开心扉，所以指望他冒着风险把不必要的想法和仪式抛在脑后也是不公平的。他需要知道无论发生什么，您都不会成为羞耻的来源。您的伴侣可能有一些不必要的想法，关于同性恋，关于伤害您，关于伤害孩子，或者关于感染或传播疾病，在满足您合理的亲密的情感需求和认为上述这些事情可能是真的会发生之间，他会很犹豫。研究发现（Abbey、Clopton 和 Humphreys，2007，1188），具有更严重强迫思维的人可能会专注于闯入性思维，以至于他们花在与爱人亲密关系上的时间和精力都变少了。换句话说，疾病耗尽了维持亲密关系所必需的精力。重要的是，您不要把您的伴侣"在他脑子里想得太多"和对您不感兴趣混为一谈。如果您强迫您的伴侣证明他想和您在一起，您对他就不再是安全的。然后他被困在疾病和您的拒绝之间。可能看起来他待在自己的脑海里只为了逃避现实，但更有可能的是，他是在试图逃离自己的大脑，回到您身边来。

三角关系

对焦虑的自然反应是寻求解脱。焦虑存在于个体，但也可能存在于夫妻或更复杂的家庭关系中。在 1960 年代，治疗师穆雷·鲍恩（Murray Bowen）提出一个心理动力学家庭疗法的概念，称为三角关系（Charles，2001）：当夫妻关系中产生了焦虑，一方（根据鲍恩的理论，通常是情绪反应多的一方）就将第三方拉入夫妻关系中以缓解焦虑并稳定关系。例如，如果丈夫和妻子发生冲突，妻子可能会向其中一个孩子寻求情感支持。这在一定程度上减轻了婚姻的压力，但是却是以损害孩子的情感发育为代价的，孩子的情感发育因其消耗资源照顾父母而停滞不前。这个孩子长大后，他婚姻关系的焦虑可能会导致和下一代人的三角关系。这种模式可能会在每一代重复，直到有人得到治疗并学会提高能力去区分想法和感受。

大多数关于强迫症的书都没有讨论精神动力疗法中的概念，因为几乎没有证据表明精神动力疗法对强迫症有效（Foa，2010）。然而，我在这里提到三角关系是因为它似乎发生在很多强迫症家庭中。如果您的伴侣患有强迫症，他的焦虑也会在夫妻关系中存在。忽视这种关系焦虑是不健康的，但更糟糕的是，把您的孩子带到您的应对策略中，以应对伴侣的强迫症或管理您的焦虑。它不会帮助您的伴侣，从长远来看也不会帮助您，而且它有可能伤害孩子甚至未来更多代。

这并不意味着您应该对您的孩子保密您伴侣的强迫症。相反，要帮助孩子们理解，您伴侣的行为不是他们的错，用这种方式教育您的孩子（见本章中"当您的父母患有强迫症"部分）。如果您和您的伴侣正在治疗强迫症，在适当的时候称赞孩子们的努力。让别人知道您的孩子生活在能克服逆境的家庭关系中。

迁就

成年人严重依赖他们的恋爱关系进而获得支持，而在您"帮助"减少伴侣焦虑的过程中可能会发现自己迁就了他的症状，这干扰了治疗并导致症状更糟（Boeing 等，2013）。您伴侣的强迫症可能会诱使他利用您成为疾病的一种功能。您可能被荒谬地要求：再次检查电灯、触摸您的伴侣之前必须洗澡、把您的物品放在家门口以免污染家里、做所有可能触发焦虑的家务、一次次回应同样的（通常是冒犯或沮丧）问题和坦白，等等。您可能会觉得自己已经不再是合伙人，而变成了一名雇员——真的，更像是一个契约仆役。这对一段感情的影响是无止境的。一旦您停止对等地交流，一切都会分崩离析。因此，您必须减少迁就以帮助您的伴侣。

和一个有强迫症的伴侣相处往往处于进退两难的地步。如果您的伴侣愿意接受强迫症治疗，而您又不愿意迁就他的强迫行为，这将给你们的关系带来压力。您的伴侣可能会因为您拒绝了他寻求的保证而生气。他可能无法触摸您，因为您出门时拒绝换衣服。您必须承受住他在强迫症治疗中所产生的压力，而不是屈服于他强迫性迁就的要求。但是您不能批评他，或者因为他没有尽快康复而对他表示愤怒，这会加剧冲突。这（对你俩）不公平。但是，谁说强迫症是公平的？

所以，最后您必须找到积极的方法来应对这种压力，这些方法不会破坏您和您的伴侣在对抗强迫症方面取得的进步。这可能意味着给自己一些时间休息、锻炼身体、进行冥想练习、寻求朋友的支持、寻求心理治疗，或者以上所有。您需要意识到如果您的伴侣变得更好，那是因为他做到了。但您也要记住，他能成功也是因为您帮助他创造了一个良好的环境。营造这样的环境是关键，在这个环境中您的伴侣不会害怕表现他的症状，而且愿意参与其中。

"要"和"不要"清单：支持患有强迫症的伴侣

要	不要
表达想要理解您伴侣的强迫症的愿望，同时接受您可能无法完全理解	把您伴侣的强迫症行为归因于性格或人格缺陷，或者在冲突中把您伴侣的强迫症作为武器
不加评判地鼓励您的伴侣接受科学的认知行为治疗和精神症状评估	用羞辱或威胁（例如离婚威胁）来迫使您的伴侣接受治疗
与您的伴侣在强迫症中找到乐趣。尽可能使用彼此熟悉的语言方式保持轻松交流	批评或嘲笑伴侣的症状（尤其是当着孩子的面）
在涉及亲密关系时，要特别耐心并不加评判	用羞愧和批评来解决可能与强迫症有关的性问题

当幼儿患有强迫症

在十岁之前患有强迫症的儿童比成年人更有可能出现重复和排序的强迫行为，以及抽动症状（突然和不自觉的声音或肌肉痉挛），但幸运的是认知行为治疗对他们的强迫症状同样有效（Nakatani 等，2011）。早期发现症状并早期适当治疗对患有强迫症的孩子是很重要的，他成年后不太可能寻求治疗（Stengler 等，2013），可能是因为他在成长过程中习惯了自己的症状。

可以用与成人相同或相似的评估工具来诊断儿童强迫症。然而，在幼儿中识别强迫症是一个特别的挑战，因为儿童通过仪式和重复来认识周围的世界。孩子们相信魔法，并将魔法信仰融入行为规则。那么，什么时候该认为"踩在裂缝上，就是打断妈妈的背"是一种强迫症的症状，而不是孩子在试图理解这个荒谬的世界？这个问题很难回答，最重要的是当规则不可避免地被打破时，您的孩子看起来有多不开心。如果您的孩子无法避免踩到裂缝，他会崩溃吗？当您跨过裂缝时，您的孩子看起来是放松和好奇，还是不安和矛盾？

必须记住，您的孩子还不能真正理解的某些念头，比如性的想法，也可能会发展为强迫思维。

幼儿常见的强迫症状

污染强迫

- 过度关注细菌，特别是在学校学习过细菌有关的知识后。
- 过度关注生病，尤其是对学校里的孩子生病的反应（可能伴有呕吐恐惧症，对呕吐的过分恐惧）。

追求"恰到好处"感的强迫

- 过分关注顺序和数字。
- 过分恐惧迷信（例如，踩到人行道上的裂缝而惊慌失措）。
- 想要触摸、敲击物品或重复行为以达到某种确定的感觉。

伤害强迫

- 对父母死亡的极度恐惧。
- 闯入性的、令人不安的想法，与父母受到伤害有关。
- 对自我伤害的恐惧和被他人伤害的恐惧（尤其是对家庭入侵的恐惧）。

性强迫

- 与家庭成员有关的性相关闯入性思维，伴有坦白和寻求保证。
- 害怕性行为。
- 性取向恐惧（通常是社交焦虑，担心被同龄人贴上"同性恋"的标签）。

宗教强迫

- 过分关注亵渎神明的想法或遵循宗教的"正确"方式。
- 对宇宙报应的恐惧（可能源自宗教教义中令人不安的故事）。

道德强迫

- 在行为不端或违反了一个公认的规则后过度内疚。

- 依赖坦白和道歉来维持功能（例如，拒绝吃饭、穿衣或做其他基本任务，除非您回答一个关于道德的问题或听一个关于"坏想法"的坦白）。

强迫症外化

对多数孩子来说，容忍所有人都有不必要的想法的主张过于偏颇，比如：因为自己没有完成正确的仪式而出现父母死亡的闯入性画面，这并不意味着真正的危险，这让孩子很难理解。因此，当您试图帮助患有强迫症的孩子时，把强迫症描述成一个外部鼓动者是很重要的。当您的孩子说："这不是我，这是我的强迫症引起的。"或者"我有强迫症，但是强迫症不能代表我。"这消除了罪恶感和羞耻感，并找到了真正的罪魁祸首——强迫症。

可以尝试和您的孩子一起为强迫症起一个合适的名字——例如大臭虫（或者尖刺医生，或者刻薄怪兽）。然后采取这样一种观点，即您的孩子不想实施强迫行为，但大臭虫却要求这样做。大臭虫让他难受，但他可以做一些事情来帮助把它放回原处。说到强迫症，就好像它是一种住在孩子心中的生物，这让您和孩子形成联盟，一起对抗强迫症。这样一来，您努力去改变和不去迁就的行为则更不会被视为威胁，而被视为对抗斯诺图拉伯爵（Count Snotula）的战略。

迁就

孩子们很可能会要求迁就他们的症状，而且快速发展和适应能力强的大脑让他们学得很快。他们很快就会意识到，迁就可以减少他们的不适，所以他们会不惜一切代价去得到它。如果您的孩子有强迫症，我建议您回顾一下这本书的第二部分，特别注意第 6 章"当家人寻求保证时"。拒绝任何您关心的人的保证都是极具挑战性的，但拒绝向您年幼的孩子提供保证可能会带来巨大的内疚，并且您会害怕成为一个不称职或麻木不仁的家长。我们知道好的父母会不惜一切代价保护孩子不受伤害。不要忽视造成伤害的原因：与强迫症作斗争，而不是您的内疚。

一旦您的孩子被诊断为强迫症，最重要的是您要尽快减少和中断迁就行为。毫无疑问您是出于好意（您想减轻孩子的痛苦），但迁就行为会使家庭关系复杂化，最终削弱孩子学习控制强迫症相关焦虑的能力。迁就还可以防止孩子看到那些没有发生的令人恐惧的后果（例如，"如果我碰了就会生病"）（Storch 等，2007）。如果您已经迁就强迫症很长一段时间了，不要立刻停止，但是要知道，持续对患有强迫症的幼儿给予迁就很可能会带来额外的问题。例如，如果您的孩子要求您在接触电视遥控器前先洗个澡，而您也一直同意，那么他可能就无法尊重他人的自主权。这可能会导致他与同龄人的冲突，以及对权威人物（如老师、保姆，当然还有您）越来越强烈的权力意识和不尊重。这类问题可能会像强迫症本身一样对他的人际关系和整体功能造成损害。

纪律

您患有强迫症的孩子有时可能会被迫做出一些违反家庭常规的强迫行为。如果您没有像强迫症患者说的那样洗手，他会拒绝用您碰过的盘子吃东西。不迁就他的强迫行为并与他协商非常困难。但如果他把盘子扔到房间的另一边，那就不仅仅是强迫症了。

我不是说您应该因为孩子的强迫行为而惩罚他。您不会想要采取专制的方式来养育孩子，因为这会导致更严重的症状（Timpano 等，2010）。但如果您不强化适当的行为，您就不能很好地为孩子服务。如果您的孩子需要纪律约束，在提出纪律的框架和后果的同时要理解和耐心。请仔细让孩子清楚，您不是因为他的强迫症或他的人格而惩罚她，而是因为他的某些行为而约束他。如果您有两个或两个以上的孩子，要公平且同等的对待他们——确保不要让您患有强迫症的孩子受到特殊对待或给予特殊的纪律。

做自己

保持您的自我意识可以帮助您应对任何家庭成员患有强迫症的情况，但在抚养一个患有强迫症的孩子时，这可能最为重要。养育一个患有强迫症的孩子有多方面的压力。您可能会因为担心孩子是否能在学校、工作或恋爱中正常活动而倍感压力（Storch 等，2009）。强迫症有一种从日常经历中获取经验的方法。您孩子的强迫症很快就会成为人们关注的焦点。很自然，您会发现自己在试图把这种症状从您的孩子身上、从您的家庭中清除出去。然而，除了了解强迫症和如何解决它，您的孩子也在了解您，您是谁，您作为父母的期望是什么，您的价值观意味着什么。还记得第 4 章的第 4 个 I 吗？第 4 是"整合和塑造健康行为"。您为年幼的孩子整合和塑造健康的行为，对他形成健康的身份和对您的看法是否健康至关重要。所以要小心，不要成为"强迫症爸爸"或"强迫症妈妈"，就好像您只是他强迫症的延伸。

"要"和"不要"清单：如何支持患有强迫症的幼儿

要	不要
与孩子开诚布公、从容地谈论强迫症，强调这种情况是可以治疗的，不必感到羞耻	认为您孩子的强迫症行为是目中无人的，或者是缺乏纪律的结果，或者因孩子的强迫行为而对其进行惩罚
获得专业的帮助即是获得力量，帮助孩子接受认知行为治疗及精神症状评估	表现得好像您是孩子的治疗师，或者"在现场"产生暴露（不是由治疗师进行）
向您孩子的学校或其他照顾者传授关于强迫症的知识	给孩子施加压力，让他"克服它"或者更快地"变得更好"
无论他的努力是否有效，都要对他给予表扬和奖励	把孩子的强迫症归罪于您的伴侣或其他孩子，或者试图让任何人对家里有强迫症患者感到内疚
将强迫症视为一个单独的实体（例如，"恶霸"）并鼓励公开谈论强迫症说了什么	指出消极的方面，哪些方面没有得到改善，或者您抓住了哪些"失败"。另外，在您孩子面前批评其他照顾者（比如您孩子的另一位父母）处理强迫症的方式
将治疗视作"学习与恶霸战斗"	在您的孩子身边徘徊，监视他是否有强迫行为
在如何加强治疗方面与其他照顾者（例如，您孩子的另一位家长）形成统一战线	强迫您的孩子去治疗，尽管他不愿意

当青少年子女患有强迫症

　　许多强迫症状在青春期之前或期间达到顶峰。荷尔蒙的变化、大脑的快速发育以及学术和社会期望的变化都可能起作用。更糟糕的是，强迫症患者现在有更多的素材可以使用。虽然小孩子与暴力或性的想法作斗争并不罕见，但这种想法更容易发生在青少年身上。这可能部分源于他们更多地暴露在了与暴力及性相关的多媒体资料中（如视频游戏），扩大了心理画面内容，但是更可能由于与性和攻击性有关的大脑区域快速发育，结合新的社交媒体，这会带来潜在的暴力和性行为。但对性或暴力内容的强迫并不是青春期唯一的强迫思维。学业压力的增加可能与强迫性完美主义（重读、重写、过度检查和其他行为）的增加相一致，实际上这可能会干扰他在学校的正常活动。年轻人可能特别容易害怕犯错误，害怕被别人看到自己犯了错误，导致日益增长的完美主义和强迫性的尝试，以达到完美无瑕（Ye、Rice 和 Storch，2008）。

　　从童年到成年的转变是一段混乱而痛苦的时期。您青春期的孩子想要自主和独立，但他却仍然依赖您以得到食物和住所。他想让别人听到他的声音——一个最近才出现的声音——但所有的讲台都是成年人控制的。养育一个患有强迫症的青少年意味着要采取足够积极的态度来帮助孩子解决这个问题（包括帮助他获得专业治疗），但也要保持足够的距离，这样就不会剥夺他急需的权利和独立性，这尤其具有挑战性。强迫症青少年的父母更要与自己的心理健康问题作斗争，并且更依赖于诸如逃避等的应对策略（Derisley 等，2005）。

青少年常见强迫症状

　　已经表现出污染强迫的青少年会遇到更多广泛的促发中的概念，并很快对这些概念有更深的了解（例如有害的化学物质、体液和疾病），此时他们可能会发现强迫症状更严重了。随着"融入"社会压力的增加，"情绪污染"的概念可能会出现，即害怕变成不受欢迎的人或"某种类型"的人。这可能导致很多回避行为，因为青少年强迫症患者试图不穿得像某些人，不坐在某些人旁边，或不对某些人有特定的想法。

在这个年龄，对学业要求的提高也可能导致完美主义倾向，以及对书面作业的精确、匀称或准确性的过分关注，导致学生耽误学业，并把过多的时间花在相同的作业上。新的责任感的到来（例如，这是您的储物柜、您的课本、您的钥匙）可能会导致敏感青少年的过度责任感强迫（检查强迫）问题。随着青春期和暴露于越来越多的暴力和性观念下，青少年可能会与越来越生动的暴力和性的闯入性思维做斗争。对来自同龄人的负面评价的恐惧，以及伴随青春期而来的困惑感，可能会加剧对"错误"性取向或在任何方面都不正常的恐惧。早期的恋爱关系可能会导致对"爱的感觉"过分关注，以及反复思考这种感觉是否正确。随着对宗教概念的进一步了解以及对道德期望的增加，宗教和道德的强迫可能会变得更严重。

纪律

当您的孩子还小的时候，重要的是您要表现出自己是权威且有爱的，指导且培育您的孩子。管教对任何父母来说都是一种挑战，但是养育一个患有强迫症的青少年有独特的挑战。您患有强迫症的青春期的孩子可能会回归到孩子气的行为中（例如，发脾气或假装无助），以操纵您提供保证或其他帮助。或者他会选择把自己关在房间里，拒绝与您交流，以此来惩罚您。或者他可能通过饮酒、吸毒或从事其他危险的行为来表现自己。

关键是不要让您的强迫症孩子相信您对他的爱与他控制或管理强迫症的能力有关。随着他年龄的增长，这将变得更加关键。随着他抽象思维能力的增长，他责备您毁了他生活的频率也会增高（尽管我六岁的孩子已经指责我"毁了她的生活"，因为我在电影之夜没买到爆米花）！养育一个患有强迫症的青少年并不意味着让他什么都不做。但这确实意味着要清楚什么时候以及为什么会剥夺特权，而这些特权不应该与强迫症的出现有关。

该准则有例外。如果您的孩子正在接受治疗或正在对抗他的强迫症，他可能会邀请您通过激励措施让他负责他的强迫症作业。您要热烈欢迎这一邀请。一些激励措施，比如为几周持续不断的努力而奖励音乐会门票，就会让人很有动力。另一方面，因患者未能成功处理强迫而对其进行惩罚，如没收手机或禁止玩电脑，这只会导致他们的反抗和持续的强迫行为。

支持

相信我，您青春期的孩子需要您的支持。他／她只是不想让别人看出他／她想要获得支持。他需要您相信他能独立完成事情。如果他觉得自己被送到治疗师那里是去"修理"，或者觉得自己被边缘化为家庭中的"病人"，他就会把自己塑造成那个角色。他比您更了解他的强迫症，因此他在治疗上应该得到尊重和自主。作为他的父母，您的关键是要在不过分介入的情况下，支持他对抗疾病。

青少年可能想要支持，但他们不想要同情。如果您不明白作为一个强迫症青少年的感受，那么就承认吧——先对自己承认，然后再对孩子承认。如果他因为一些看起来没什么大不了的事情而心烦意乱——他会的——别说您会处理。如果您承认自己不知道他在经历什么（但您可以提供任何方式的帮助），而不是暗示他只是在演戏，您会得到更好的回应。

人们一般都不愿意认为自己有病、古怪或"精神有问题"，在青少年时期，想要融入

"要"和"不要"清单：如何支持患有强迫症的青少年

要	不要
表达一种理解孩子强迫症的愿望，但承认自己已经老了，无法真正理解年轻人的想法	假设您孩子的强迫症行为是目中无人的，是缺乏纪律的结果，或者"只是一个阶段"
不加评判地鼓励进行认知行为治疗或精神症状评估，对您的孩子在接受治疗时可能会感到的羞耻以及他想对同伴保密的心态保持敏感	在没有征得孩子同意的情况下，在公共场合谈论孩子的强迫症
在如何加强治疗方面与其他照顾者（例如，您孩子的另一位家长）形成统一战线	尝试指导您的孩子的治疗
给孩子适当的空间和隐私	给孩子施加压力，让他"克服它"或者更快地"变得更好"
告诉孩子的老师或其他照顾者关于强迫症的知识	因为孩子的强迫行为而惩罚他
无论孩子的努力是否有效，都要对他们进行表扬和奖励	把强迫症的责任推给孩子的另一位父母或其他孩子
鼓励使用青少年强迫症支持小组（线上或线下）	把您孩子做的每件事都定义为强迫症行为

或被同龄人接受的压力可能是最大的。您的孩子可能会因为被诊断患有强迫症而感到自我憎恨。他的思路可能是这样的：在这个疯狂的世界里，我刚刚开始搞清楚自己是谁时发现我疯了，我有点不对劲，我的思路不对。要有效地教育患有强迫症的青少年，关键是将强迫症的感受正常化（"你没疯，你只是患有强迫症"）和强调承认强迫症的重要性（"这是一个真正的问题，你真的需要解决它"）。

当成年子女患有强迫症

随着家庭成员的成长和年龄的增长，他们在角色和责任上经历了各种转变。在成年初期，孩子们被期望离开家（通常是去上大学）、找工作、结婚，等等。但外面是一个可怕的世界。"启动失败"的原因有很多，强迫症是常见的一个。患有强迫症的成年子女可能会离开家，但仍有功能损害，他们需要依靠您来迁就强迫症，或许在经济上也需要依赖您。"启动失败"对一个家庭来说是很大的压力。

有一个成年的患有强迫症的孩子可能意味着您必须面对一些痛苦的现实，比如他未来发展的局限和他自己的期望。您可能会对孩子的前途感到内疚或怀疑。您给他足够的帮助了吗？您是否给了他足够的决心去接受帮助和治疗强迫症？这些问题很难回答，但冰冷的事实是：答案不会改变现状。您的孩子可能已经三十岁或四十岁了，但仍然需要您曾给予的、可给予的甚至是本应给予的帮助来对抗疾病。

支持您成年的患有强迫症的孩子，通常从记录已经采取的干预措施开始。如果您已经做了您能想到的所有事情，但似乎没有任何效果，更激进的干预可能会有效。例如，如果您的孩子已经在服用抗强迫症的药物，那么咨询处方医生关于改变剂量或增用其他抗精神病药物治疗可能是有用的。也可以增加门诊治疗频率或考虑住院治疗。

患有强迫症的成年人并不比患有强迫症的儿童更容易有任何特殊的症状。然而，如果他们的功能长期受到强迫症的影响，他们更有可能患上抑郁症或社交恐惧症。因此，如果您为您的成年子女提供住房和经济支持，因为他似乎无法照顾自己，那么在这个基础上做出任何重大改变之前，先咨询强迫症专业人士。因为您的孩子可能已经开始相信他不能正常工作，这样做可能会触发一场危机，导致自杀、自残或其他不安全的行为。

那些依赖父母提供经济支持的强迫症患者通常已经感到非常内疚和羞耻。与其用内疚作为动力，抱怨您一直以来做出的所有牺牲，不如用"支持和信念"来代替。例如，"我知道强迫症对你来说是一场噩梦，但我仍然相信，只要你努力去做，你就能慢慢好起来。"不要当着孩子的面说您现在应该停止付他的房租了。他知道这些。您的选择是：冒着他永远不会好转（甚至可能更糟）的风险停止迁就，还是继续迁就并抱怨。抱怨的同时继续迁就是一种被动攻击，只会制造愤怒和羞耻。

大学和强迫症

强迫症和焦虑症在大学生中相对较常见，但往往没有被诊断，因为这些症状可能与注意力不集中、缺乏动力混淆，或者因为羞耻而不去寻求帮助（Sulkowski、Mariaskin 和 Storch，2011）。如果您患有强迫症的孩子在外地上大学，您可能很难了解他的情况。如果可能的话，经常去看他可能比依赖电话或电子邮件会更好。上大学

"要"和"不要"清单：如何支持患强迫症的成年子女

要	不要
表达一种想要了解孩子强迫症的愿望，但是要小心，不和他比较"谁知道的最多"	批评或嘲笑您孩子的症状——特别要意识到说话不要有优越感，或以不恰当的方式对待他
不加评判地鼓励进行认知行为治疗或精神症状评估，并帮助您的孩子接受治疗	试着用他对您的牺牲产生的内疚作为改变的动力
鼓励独立、就业和社会交往	不要让关心孩子成为您的全部
鼓励使用强迫症支持小组（线上或线下）	持续不断地检查您的孩子，表达您对他的担心，让他感到窒息
规律地与孩子接触，但不要太频繁，这样您就可以在需要的时候监测症状	用治疗作为您持续支持的筹码

的强迫症患者可能会把自己孤立起来，不向家人透露不开心的信息。您的患有强迫症的大学生子女可能仍然感到十几岁孩子般的压力，要求他"不要疯狂""不需要他的父母"，除此之外，还要承受"独立"和"把事情做好"的压力。作为一个支持的父母，您可能需要记住您从外地控制局面的能力有限。再次强调自我照顾的重要性。如果您的孩子在大学里患有强迫症，回到健康的父母身边对他来说很有意义。

当兄弟姐妹患有强迫症

这本书主要面向成人读者。本该从这一部分中获益最多的人（其次是强迫症患者的父母）可能还太年轻，无法理解或欣赏。如果您是一个成年人，面对最需要这些知识的家庭成员，您要思考用什么方式告诉他们您从这里学到的知识。

如果您有一个患有强迫症的兄弟姐妹，您在家里受到的关注不可避免地变得扑朔迷离。有时候您得到的关注会比您应得的少，因为您的兄弟或姐妹的强迫症正在抢风头。有时您会得到比您想要的更多的关注，因为您的父母常常会因为把所有的注意力都集中在您患有强迫症的兄弟姐妹身上而感到内疚。您面前有一条充满挑战的路。一方面，您要给您的兄弟姐妹留出一些空间来满足他们的需要。您必须做出一些看起来不公平的牺牲，比如参加重要活动迟到，因为您妹妹治疗回来的路上交通堵塞；或者您会发现自己不得不做出更直接的牺牲，因为整个家庭都在照顾您的弟弟或妹妹。突然之间，关于谁可以触摸什么东西的规则出现了，如果您违反了这些规则，您的父母就会大发雷霆，对您大吼大叫，尽管这些规则很愚蠢，毫无意义。另一方面，您不可能不断地给予而不怨恨您患有强迫症的兄弟姐妹。所以您必须坚持您的需求。如果您需要更多或更少的关注，您必须告诉您的父母。

您患有强迫症的兄弟姐妹可能会和您有很多互动。如果他/她有污染强迫，他/她可能会过分担心您接触过的东西被污染了，或者担心自己可能会以某种方式污染您，或者让您生病。追求"恰到好处"感的强迫可能会产生强迫意向，为此他/她要触摸您或以某种方式对您造成身体上的困扰，以便让自己感觉"正好"。您可能成为不必要的暴力或性想法的焦点，导致他／她对任何触摸或互动出现回避或过度关注。

强迫症对兄弟姐妹的心理影响

当孩子被告知为了不让"奇怪"的妹妹崩溃，他必须表现得怪异时，父母可能会严重低估这对孩子的心理伤害。为使患有强迫症的兄弟姐妹保持安全和理智状态，他所承受的压力比其他任何孩子应该承受的多得多。孩子被成人化（parentification，担当了本应是父母承担的家庭中养育者的角色）可能会导致长期的心理创伤，成人化的增加与成年期心理健康问题的增加相关（Jankowski 等，2013）。

您可能最终会认为自己比患有强迫症的兄弟姐妹更"崩溃"，尤其是如果您经常因为违反了围绕强迫症存在的家庭规则（您现在知道的那些规则只会让强迫症循环持续下去）而受到责骂。这在家庭系统问题中产生了新的系统问题。家庭系统已经处于赤字状态，因为强迫症患者的需求在得到更多的照顾后只会变得更糟。现在您感到怨恨，这会导致兄弟姐妹对强迫症的支持减少但迁就却没有减少，同时会加重强迫症状以及增加强迫症角色在家庭中的影响。以下是强迫症患者的兄弟姐妹们做出的一些常见牺牲：

- 与兄弟姐妹和／或父母相处时间减少。
- 遵循强迫症兄弟姐妹（或父母）制定的规则，这些规则是为了迁就强迫症而设计的。
- 因为没有照顾好患有强迫症的兄弟姐妹，受到了父母的责备。
- 不能成为家里有"问题"的"特殊"人。

特殊关系

兄弟姐妹之间的关系是复杂的，可能完全陷入（彼此之间没有界限），也可能完全脱离（彼此之间没有任何关系）。这显然会影响您与您兄弟姐妹的强迫症之间的关系。但也许您可以教育您的兄弟姐妹（或父母）关于强迫症和迁就行为。与其和您的兄弟姐妹作对，不如和他／她结盟。让他／她知道您看到了他／她和强迫症之间的区别。"爸爸妈妈已经尽力了，

"要"和"不要"清单：如何支持患有强迫症的兄弟姐妹

要	不要
表达理解您兄弟姐妹的强迫症的愿望，但注意不要窥探隐私	把您兄弟姐妹的强迫症当成冲突中的武器，或者将自己与兄弟姐妹比较，让他感觉不好
尝试让您的兄弟姐妹参与你们都喜欢的活动，忽视出现的强迫症状	因为个人或家庭问题责备您兄弟姐妹的强迫症
向父母表达您的需求，但要记住，他们可能已经尽力了或者没有意识到这对您来说有多难	用消极或危险的行为来争取父母的注意
让您的兄弟姐妹知道您与他一起在与强迫症做斗争	破坏您的兄弟姐妹在治疗中获得的利益，或者为了惩罚您的兄弟姐妹而去触发他们的强迫症

但他们还是没能做到。我了解你，兄弟。我想念过去的你，但我怎么才能让你回来？"如果您没有强迫症，您就不知道困扰您兄弟姐妹的强迫症状是怎样的，但您知道做父母的孩子是什么感觉。除了您和您的兄弟姐妹，没有人知道这是什么样子的，这种感受的分享和同理心的表达可以为一定程度的同情和理解奠定基础，而这将真正起到作用。

当父母患有强迫症

如果您有患强迫症的父母，似乎没有人知道您到底经历了什么。当然，父母吵架是很常见的，但是您的父母会为非常荒谬的事情而争吵。另外，您必须遵守别人没有的特殊规则。不要碰这个，不要说这些话，不要提那个话题，尽量不要让爸爸注意到这个，也不要让妈妈接触到那个话题。

在上一节中，我提到了有关父母认同的问题。对于一个幼儿或者十几岁的孩子来说，和一个有强迫症的父母住在一起是最麻烦的事情。通常情况下，孩子会被迫扮演看护人的角色。这可能意味着要小心谨慎，避免让患有强迫症的父母感到不安，也可能意味着要扮演代理配偶的角色，为另一位父母提供情感上的支持。当父母患有强迫症时，孩子们通常要处理：

- 当父母因强迫症而回避时，会有不安全感、被遗弃和自责的感觉。
- 害怕接下来做的事情会触发父母的强迫症。
- 如果父母不努力变得更好，就会失去自己对父母的尊重。
- 嫉妒没有强迫症的家庭。
- 对非强迫的父母一方的怨恨，因为他们没有承担家庭责任，并且让患病的一方管理家庭。
- 因为父母的强迫行为在学校或活动中迟到。
- 没有意义的特殊规则。
- 由强迫症引起的父母婚姻之间的冲突。
- 对自己无法治愈父母的强迫症感到无力。
- 害怕成为一位有强迫症的父母。
- 在社交场合与有强迫症的父母在一起会感到尴尬。

与患有强迫症的父母生活在一起会有很多挑战，包括彼此关系中的冲突、照顾父母的压力、羞耻以及害怕自己染上强迫症（Griffiths 等，2012）。

影响父母与孩子相处的常见强迫症状

污染强迫

- 担心儿童受到污染，避免洗澡或触摸儿童。
- 强迫孩子清洗自己或他们的物品，或要求他们避免接触某些东西。
- 担心污染物传播使儿童生病。

伤害强迫

- 害怕谋杀或虐待儿童。
- 避免单独与孩子在一起，以免造成伤害。
- 害怕食物或其他污染物毒害儿童。

过度责任感强迫（检查强迫）

- 过度检查孩子以确保他们的安全。

- 要求孩子参加检查仪式。

性强迫

- 与儿童的性相关的不想要的闯入性思维或图片。

- 害怕对孩子产生性吸引力。

关系强迫

- 害怕没有足够地爱孩子或没有采用正确的方式去爱。

- 害怕被视为糟糕的父母。

宗教或道德上的顾虑

- 过度关注"完美"的育儿方式。

- 过分关注孩子是否接受了重要的文化或宗教信仰。

- 害怕没用完美的方式喂养、装扮或教育孩子。

逃避型父母

患有强迫症的父母可能会回避与孩子进行某些类型的互动，因为它们会触发强迫思维。一个性强迫的父亲可能会回避给孩子洗澡，一个污染强迫的母亲可能会回避和孩子在公共沙箱里玩耍。但是，患有强迫症的父母避免与孩子进行某些类型的互动，也可能仅仅因为它们会触发一种可能导致强迫想法的情绪。

例如，患有强迫症的母亲可能会在孩子行为不当时不管教他，因为她试图避免体验到愤怒，这可能会触发她害怕的暴力强迫想法。一个性强迫的父亲可能会回避与女儿的基本交流。他的思路可能是这样的：如果我问她在学校过得怎么样，她会告诉我她学到了什么；然后我会为她感到骄傲，这将使我感到对她的爱；这种爱会触发我分析自己感觉的冲动，以确保这些感觉没有性的内涵；我甚至可能会有一些性冲动的反应；我最好还是完全避开她。

从某种程度上说，这种情感上的回避比身体上的回避对家庭造成的伤害更大，因为孩子们无法确定原因是什么，他们更有可能认为自己根本不被爱。无论是传统的认知行为疗法，还是称为"第三波浪潮"的认知行为疗法［如辩证行为疗法（DBT）］和接受承诺疗法（ACT）中，都强调个人价值，比如"做一个有用的父母"，以此作为减少这种回避的动机。强迫症父母的孩子除了试图引起他们的注意之外，没有太多的选择来提醒父母这些价值观。有的尝试可能是积极的，比如邀请父母参加有趣的活动，有的是负性的，比如冒险的行为。

这不是您的错

最重要的是要记住，您的家庭情况不是您的错。您没有促使您父母得强迫症。您没有让事情变得更糟，您也不是那个能让事情变得更好的人。

您的工作就是简单地成为您患有强迫症的父母的一个稳定因素。与强迫症抗争的人

"要"和"不要"清单：如何支持患有强迫症的父母

要	不要
表达理解父母强迫症的愿望，但要给他/她空间，因为与孩子分享心理健康问题会让他/她感到羞耻	责怪您自己或者接受触发父母强迫症的责备
大声说出父母的强迫症给您带来的负担	表现得好像您是父母的治疗师，或者因为您父母的强迫症而维护您父母的威信
试着让父母参与到你们都喜欢的活动中去，忽略强迫症状，但是给父母一些时间来重新适应他们之前因为强迫症而避免参加的活动	破坏您的父母在治疗上取得的成果，或者为了惩罚您的父母而去触发他们的强迫症
向父母表达您的需求	使用消极或危险的行为来获取注意力

会与恐惧、焦虑和改变作斗争。只要做您自己，您就可以减少一个需要您父母去应付的变量。也就是说，不要让父母的强迫症控制您。尽可能表达您的需求。如果您的父母都不愿意解决强迫症，那就去找老师或者您信任的人。在很少的情况下，严重的强迫症会导致对儿童的忽视和情绪虐待，这需要得到处理和报告（例如，儿童的行动自由或营养受到失控的强迫仪式行为的影响）。

当身边其他人患有强迫症

在这本书中列举出每一种可能受到强迫症影响的关系是不现实的。我仅仅列举了最常见的类型，但强迫症也会影响表兄弟姐妹、侄子侄女、叔叔阿姨、继父继母、男女朋友、室友和同事。您的家庭是您自己定义的。更重要的是，一个人的强迫症不仅会影响到他交往的人，也会影响到这些人与其他人的交往。也许您有一个最好的朋友，他的孩子被诊断患有强迫症。看着您的朋友应付、制定策略、受苦和抱怨——这也不容易。我想让您从这一章获得的是您帮助正在遭受痛苦的人——强迫症患者——无论他处于任何环境都支持和鼓励他去寻求帮助，同时在您和他之间保持恰当的界限。您不是他的治疗师，如果您把重点放在"修复"或"治疗"您爱的人，而不是简单地爱、支持和了解他们，沟通就会完全崩溃，系统会瓦解。所以无论您和强迫症患者的关系是怎样的，或属于这本书中任何一种动力，都请饱含信任和同情走下去。

第 11 章
家庭旅行（走向候诊室）

当一个家庭寻求治疗任何一种精神疾病时，他们实际上是在邀请一个外人（心理卫生保健服务者）在家庭系统中扮演一个临时（有时不是临时的）角色。此外，强迫症的心理治疗通常包括至少两名外部人士：认知行为治疗师和精神病学家。它也可能涉及其他心理卫生保健服务者、医生、教师等。我们支付他们费用，并且对他们给予信任。家庭治疗的某些形式认为，治疗师可以进入家庭本身，成为系统的一部分，并从内部进行改变。信任家庭以外的人，让他们进入并改变家庭系统会让人感到焦虑。要意识到这个家庭不能靠自己解决问题，需要付出一定代价。这种投资的回报是不可预测的。如果没有效果——例如，如果您的家人接受了一种毫无帮助的心理治疗，或者开了无效的药物——家庭可能会比以前更糟糕。当治疗起效时，语言无法表达家庭因接受高质量的心理卫生服务而获得的体验。在这一章中，我希望帮助您最大限度地提高您的投资回报率。

提供治疗者

最常见的情况是，您的家人首先会寻求心理治疗师或精神科医生的帮助。这个决定将基于一系列因素，包括他认为问题主要是生理失衡（因此首先寻求药物治疗）还是心理失衡（因此首先寻求心理治疗）。其他因素可能包括财务问题、健康保险问题，以及专家在您所在地区的可获得性。

精神科医生

精神科医生是一名临床医生，专门从事精神健康问题的医学治疗，并可以开药。要成为一名精神科医生，需要大量的教育和培训：大学、医学院、临床实习和住院医师培训。对于专攻儿童精神病学的人来说，这个过程甚至更长。

从历史上看，精神科医生的角色是处理精神卫生保健的所有方面，但在过去几十年里，管理的变化使精神科医生往往只负责药物治疗，而心理治疗师（见下文）则负责治疗的其他方面。

遇到一个对强迫症有大量治疗经验的精神科医生可能是最好的。虽然精神科医生有义务了解最新的医疗和心理治疗方法，但他们不太可能在没有太多治疗经验的疾病上保持领先水平。因此，与合适的精神科医生合作是一个好方法，可以询问他治疗强迫症的经验。您可以在国际强迫症基金会（http://www.iocdf.org）的网站上找到治疗提供者列表，开始您的搜索。

如果您正在为家里的青少年或幼儿寻求治疗，您会和您的医生有很多接触，甚至可能

"要"和"不要"清单：当家人去看精神科医生时

要	不要
和家人就药物问题开诚布公地讨论	告诉家人服用（或不服用）药物（您可以鼓励患者遵从精神科医生的建议，但绝不能强迫他，即使是您的孩子）
帮助寻找在强迫症和相关疾病方面有丰富经验的精神科医生	认为所有的精神科医生都是一样的
了解药物在治疗强迫症中的作用	要求精神科医生为家人开一种特殊的药物
询问精神科医生关于药物不良反应、剂量和预期疗效	替您家人做出治疗相关的决定

比您的孩子更多，所以找到一个合适的医生尤其重要。您可能想要自学强迫症的药物治疗（见第 3 章），并在医生和您的孩子之间扮演中间人的角色。关键在于您会问很多问题。

心理治疗师

心理治疗师指的是接受过精神疾病诊断培训并使用治疗技术来治疗这些疾病的人。要成为持证的心理学家，需要有心理学博士学位（PhD 或 PsyD），其他有资格治疗强迫症的心理治疗师可能包括持证 MFT（婚姻和家庭治疗师）、LCSW（持证临床社会工作者）和 LPCC（持证专业临床顾问）。不同地区可能对这些许可证使用稍有不同的名称。

心理治疗师是给您家人、您自己或者您的家庭提供心理健康服务的人，你们彼此可能会有非常亲密的关系。对于强迫症，最好的治疗方法是认知行为疗法，也称 CBT（见第 3 章）。但是，您独自找一个 CBT 治疗的专家是有困难的。要确定某人是否真的有能力治疗强迫症，您需要问（或鼓励患有强迫症的家人问）一些具体的问题：

- "您是 CBT 专家吗？"

这和"您能做认知行为治疗吗？"是不同的问题。尽管许多治疗师没有接受过认知行为治疗方面的培训，但大多数人在研究中至少部分接触过认知行为治疗。您应该寻找真正擅长认知行为治疗的治疗师。

- "您的实践中，治疗强迫症的案例多么？"

考虑到强迫症的研究进展迅速，一个只偶尔见过强迫症患者的治疗师不太可能随时更新自己的治疗技术。

- "您是否使用暴露反应预防（ERP）？"

虽然在强迫症治疗领域，一些有能力的治疗师可能会淡化 ERP 或更强调正念，但所有治疗强迫症的治疗师都会使用某种形式的 ERP。大多数专攻强迫症的治疗师会同时采用 ERP 和正念策略。治疗师若主要依赖放松技巧、眼动脱敏和后处理（EMDR）或传统谈话疗法，则不太可能有效地治疗强迫症。

当然还有其他值得问的问题，但上述这些问题可能是决定哪些治疗师能够真正帮助您的强迫症家人最重要的问题。

治疗关系

有时候，治疗师成为家庭系统的一部分后会失去客观性，可能会发现自己参与了使问题延续下去的家庭仪式。这是您可能在治疗师身上看到的，他对强迫症提供了过度的保证。认知行为治疗师应该扮演教练和教育者的角色。治疗师应该是家庭系统的一部分，但同时又独立于家庭系统运作，他提供有关疾病的信息，洞察有问题的行为并做出改变这些行为的指示。

作为一个家庭成员，考虑一下与治疗师之间什么样的关系适合您的家庭。您想要不受限制地接触治疗师，获得大量的反馈，并在治疗期间与治疗师进行大量的信息互通吗？或者您更喜欢一种有距离的关系，类似于您和爱人的汽车修理工之间的关系？介于两者之间是最好的。如果患者是成年人，他会决定您的参与程度，但在一开始设定的现实期望可能对他做出决定有帮助。

如果您的孩子患有强迫症，您和治疗师会成为合作者，组成一个联盟来对抗强迫症，并邀请您的孩子加入团队。您在家里强化治疗师的建议，将会加强这个联盟。如果您青春期的孩子患有强迫症，您也会有类似的任务，但您也需要为您的孩子提供一些空间，让他们培养更多的独立对抗强迫症的技能。这可能意味着您有时需要"退后"，并相信治疗师和您的孩子之间的沟通。当您支持一个患有强迫症的成年人时，保持距离就更加重要了。

记住，迁就会恶化强迫症，部分原因是它向患者传递了这样一个信息：他无法去选择抵制强迫症。这削弱了他的自信和自尊，在疾病面前感到绝望。过度介入您家人的治疗可能是一种迁就方式，在这种方式中，您不断地给予他技能，而不是让他学习技能。

要向您的家人灌输相反的信息，即他是有能力的，他自己可以做一些治疗。

例如，如果您帮助您的家人找到一个治疗师，现在给您的家人空间和时间来做这项工作。这并不意味着您不能问问题或者根本不应该参与治疗。事实上，您可能是常规治疗的一部分，特别是如果您家人的强迫思维与您有关。但他应该决定您和他的治疗师有多少联系。您可以使用本书第二部分中讨论的工具，帮助您了解如何参与，并特别注意在解决问题时如何邀请合作。

"要"和"不要"清单：如何支持家人寻找 / 面对心理治疗师

要	不要
与家人公开讨论寻求认知行为治疗的问题	把接受心理治疗看作是最后的努力或放弃的一种形式
帮助家人去找一位在强迫症和相关疾病方面有丰富经验的治疗师	认为所有治疗师都有资格说自己能治疗强迫症或做认知行为治疗
自己去了解CBT对于强迫症的作用，以及您可以在家人的治疗中扮演什么样的角色	给家人施加压力让他好起来，或者给治疗师施加压力让他"治好"家人
询问治疗师关于治疗的问题（征得家人的同意），什么时候介入，什么时候帮助他自主	您自己为家人考虑关于CBT或ERP方法，而不需要治疗师的建议

治疗强度

经过研究才能弄清楚哪种程度或强度的治疗最适合您的家人。在进行专业评估后，经过培训的治疗师应该能够大致确定强迫症的严重程度以及理想的治疗环境。对于那些无法获得或无法负担专业帮助的人来说，自助认知行为疗法练习册可能是最好的资源（请参阅本书末尾的"资源"）。

门诊治疗　强迫症的常规门诊治疗包括与 CBT 治疗师一对一的治疗，通常 1 周 1 次（大约 1 个小时），持续几个月，频率逐渐降低，直到偶尔需要的"强化"治疗。"强化"治疗在治疗最开始或症状加重期间进行，每周不止一次。治疗通常在治疗师的办公室进行，但有些也可能通过电话或视频进行。强迫症专家也会经常在办公室外进行暴露，这可能意味着偶尔会在不同地点见面。

最近的研究表明，与家庭进行结构化工作的以暴露为基础的 CBT 治疗可以减轻症状严重程度和功能损害，包括减少迁就的作用（Piacentini 等，2011）。在某些情况下，基于夫妻的认知行为治疗可能有效。最近的一项研究发现，由北卡罗来纳大学的乔恩·阿布拉莫维茨（Jon Abramowitz）及其同事们开发的以夫妻为基础的方案，在长期伴侣中对于减轻强迫症状、抑郁症状和关系问题非常有效（Abramowitz 等，2013）。换句话说，您在家庭成员治疗中的角色也会对您有利。

强化和住院治疗　严重的强迫症可能需要更高强度的治疗。您的家人可能想要参与一个高强度的门诊项目，每周提供几天的认知行为治疗。更高强度的治疗还可能会包括几个星期或几个月的住院治疗。不过，"强度"这个词需要解释，您需要仔细查看程序描述。高质量的强化项目通常不仅包括更长或更频繁的疗程，还包括药物管理、小组治疗和临床团队治疗。

如果您选择这个方式，那么参与到您家人的治疗中的专业人士队伍似乎会相当庞大。包括家庭治疗或支持小组的许多强化项目被包含在解决方案中，并在各个级别上实现治疗最大化。

团体治疗　只要您家人的强迫症没有严重到影响他的参与，团体认知行为治疗也很有用。如果您患强迫症的家人同时患有人格障碍（例如边缘型人格障碍），团体治疗可能不合适，因为这种障碍的症状可能会干扰到其他小组成员的交流，或者恶化小组环境。在团体治疗中，虽然您的家人将不得不与他人共享他的治疗时间，但与那些"得到了"并且正在用 CBT 和 ERP 做同样治疗的患者在一起是非常激励人的。

为自己找到有力的支持

空乘人员通常会告诉乘客，在机舱突然失去压力时，首先要戴上自己的氧气面罩，在保证自己身体健康的前提下再去帮助有需要的人。这并不是说每个有强迫症家人的人都需要专业的帮助，但是您应该给自己一些支持。情感支持越多的父母往往会觉得照顾一个强迫症孩子的负担更轻（Storch 等，2009），而强大的情感支持对任何正在照顾强迫症患者的父母来说都同样有好处。

为了促进对强迫症更好的理解与支持，您必需自我照顾。就前者而言，您可以为强迫症家人找到一个当地的支持小组；然而，在撰写本文时，这样的群体并不多见。还有一些专门针对家庭成员的在线小组和讨论小组（参见本书末尾的"资源"）。大多数强化和住院的强迫症项目包括了一些家庭治疗和家庭支持治疗。在某些情况下，您甚至可以在没有患者在场的情况下（当然是在他允许的情况下）与他的治疗师交流。

在自我照顾方面，您可以从您的个体治疗中获益。与患有任何疾病的家庭成员打交道都是一项挑战，但是疾病的进展和治疗强迫症本身也是负担（例如，如果您的家人在进行 ERP 治疗，症状往往在好转前变得更糟）。一个受过关系动力学和压力管理训练的治疗师可能会帮助您处理您的情绪以及它在您家庭中扮演的角色。

我们都有各种问题。您可能有强迫症，也可能没有，但您肯定有自己专属的挑战。如果您能在治疗中解决这些问题，这可能对您和您的强迫症家人都有帮助。例如，您可能有过这样的经历，您觉得自己没有能力在有挑战的情况下坚持自己的观点，因为您在成长过程中有过这样的经历。如果没有治疗，您可能更容易迁就您的家人，结果对你们来说都更差。

当您健康的时候，您更有可能出现在您家人身边，支持他们。保持健康意味着照顾好您的身体和您的想法。通常情况下，强迫症患者的家人会为了帮助他们所爱的人而牺牲一切。但是牺牲您的健康并不能帮助您患有强迫症的家人。有帮助的是展示健康的行为，在健康行为的对照下强迫症行为更明显，可以更好地与您的家人区分开，进而引导他有更好的洞察力和更强的反击能力。

思考

　　强迫症是一种痛苦的、令人沮丧的，而且最重要的是让人感到孤立的疾病。它能使人们在自己想法的重压下崩溃，成为自己意向的奴隶，并让他们所爱的人陷入深渊。我不再像以前那样与强迫症作斗争，但我仍然需要不时提醒自己，并不是每个人都和我有同样的想法。我的妻子和孩子们也提醒了我：我的妻子这样做仅仅是因为她是恒定的，一个中性的存在；我的孩子们此刻也在奔跑着。

　　我的强迫症不会再让我沮丧了，但它确实会时不时地把我拉到一边。那是我必须保持清醒的时候：哦，对了，我就是这么想的。我承认，因为我一直在努力控制强迫症，我今天拥有的一切都是有价值的，并一直帮助我坚持下去。

您的挣扎

　　您真的读完了整本书么？您一定很爱您的强迫症家人。尽管您可以很容易就把他抛在身后，不在乎他，让强迫症把他打垮。但您不会这样做。您不会让疾病偷走您爱的人。

　　在第 1 章，我建议您思考一下为什么要读这本书。我相信您找到了答案，因为没有什么能阻止让您爱的患有强迫症的人留在您的生活中。您从书中得到的任何提示和建议都是您的家庭对抗强迫症的另一种武器。当您的家庭联合起来对抗强迫症时，家庭凝聚力就会增强，您的家庭将比以往任何时候都更亲密、更珍贵、更稳定。

资　源

网站

International OCD Foundation

https://www.iocdf.org (see especially https://iocdf.org/expertopions/family-issues/)

Anxiety and Depression Association of America

http://www.adaa.org

Association for Behavioral and Cognitive Therapies

http://www.abct.org

Beyond OCD

http://www.beyondocd.org

书籍

了解更多相关书籍，请访问国际强迫症基金会的网页：http://www.iocdf.org /books.

为强迫症患者的家人准备的书籍

Landsman, K. J., K. M. Rupertus, and C. Pedrick. 2005. *Loving Someone with OCD: Help for You and Your Family*. Oakland, CA: New Harbinger Publications.

March, J. S. 2006. Talking Back to OCD: *The Program That Helps Kids and Teens Say "No Way"— and Parents Say "Way to Go."* New York: Guilford Press.

Wagner, A. P. 2002. *What to Do When Your Child Has ObsessiveCompulsive Disorder: Strategies and Solutions.* Rochester, NY: Lighthouse Press.

关于强迫症 / 自助练习的书籍

Abramowitz, J. S. 2009. Getting Over OCD: *A 10-Step Workbook for Taking Back Your Life.* New York: Guilford Press.

Baer, L. 2002. *The Imp of the Mind: Exploring the Silent Epidemic of Obsessive Bad Thoughts*. New York: Plume.

Grayson, J. 2014. *Freedom from Obsessive—Compulsive Disorder: A Personalized Recovery Program for Living with Uncertainty*. Updated ed. New York: Berkley.

Hershfield, J., and T. Corboy. 2013. *The Mindfulness Workbook for OCD: A Guide to Overcoming Obsessions and Compulsions Using Mindfulness and Cognitive Behavioral Therapy*. Oakland, CA: New Harbinger Publications.

Hyman, B., and C. Pedrick. 2010. *The OCD Workbook*. 3rd ed. Oakland, CA: New Harbinger Publications.

Penzel, F. 2000. *Obsessive—Compulsive Disorders: A Complete Guide to Getting Well and Staying Well*. New York: Oxford University Press.

在线论坛

Everything OCD

http://www.facebook.com/everythingOCD

OCD—Support

http://groups.yahoo.com/neo/groups/OCD-Support/info

The OCD and Parenting List

http://groups.yahoo.com/neo/groups/ocdandparenting/info

The Parents of Adults with OCD List

http://groups.yahoo.com/neo/groups/parentsofadultswithocd/info

Parents of Teens and Young Adults with OCD

http://groups.yahoo.com/neo/groups/OCD-POTAYA/info

参考资料

［1］ Abbey, R. D., J. R. Clopton, and J. D. Humphreys. 2007. "Obsessive-Compulsive Disorder and Romantic Functioning." Journal of Clinical Psychology 63 (12): 1181–1192.

［2］ Abramowitz, J. S., D. H. Baucom, S. Boeding, M. G. Wheaton, N. D. Pukay-Martin, L. E. Fabricant, C. Paprocki, and M. S. Fischer. 2013. "Treating Obsessive-Compulsive Disorder in Intimate Relationships: A Pilot Study of Couple-Based Cognitive-Behavior Therapy." Behavior Therapy 44 (3): 395–407.

［3］ Aksaray, G., B. Yelken, C. Kaptanoglu, S. Oflu, and M. Özaltin. 2001. "Sexuality in Women with Obsessive Compulsive Disorder." Journal of Sex & Marital Therapy 27 (3): 273–277.

［4］ American Psychiatric Association. 2007. Practice Guideline for the Treatment of Patients with Obsessive-Compulsive Disorder. Arlington, VA: Author.

［5］ ——. 2013. Diagnostic and Statistical Manual of Mental Disorders, Fifth Edition. Arlington, VA: Author.

［6］ Barrett, P., A. Shortt, and L. Healy. 2002. "Do Parent and Child Behaviours Differentiate Families Whose Children Have Obsessive-Compulsive Disorder from Other Clinic and Non-clinic Families?" Journal of Child Psychology and Psychiatry 43 (5): 597–607.

［7］ Beucke, J. C., J. Sepulcre, T. Talukdar, C. Linnman, K. Zschenderlein, T. Endrass, C. Kaufmann, and N. Kathmann. 2013. "Abnormally High Degree Connectivity of the Orbitofrontal Cortex in Obsessive-Compulsive Disorder." JAMA Psychiatry 70 (6): 619–629.

［8］ Black, D. W., G. R. Gaffney, S. Schlosser, and J. Gabel. 2003. "Children of Parents with Obsessive-Compulsive Disorder—A 2-Year Follow-Up Study." Acta Psychiatrica Scandinavica 107 (4): 305–313.

［9］ Bloch, M. H., J. McGuire, A. Landeros-Weisenberger, J. F. Leckman, and C. Pittenger. 2010. "Meta-analysis of the Dose-Response Relationship of SSRI in Obsessive-Compulsive Disorder." Molecular Psychiatry 15 (8): 850–855.

［10］ Boeding, S. E., C. M. Paprocki, D. H. Baucom, J. S. Abramowitz, M. G. Wheaton, L. E. Fabricant, and M. S. Fischer. 2013. "Let Me Check That for You: Symptom Accommodation in Romantic Partners of Adults with Obsessive-Compulsive Disorder." Behaviour Research & Therapy 51 (6): 316–322.

［11］ Calvocoressi, L., C. M. Mazure, S. V. Kasl, J. Skolnick, D. Fisk, S. J. Vegso, B. L. Van Noppen, and L. H. Price. 1999. "Family Accommodation of Obsessive-Compulsive Symptoms: Instrument Development and Assessment of Family Behavior." Journal of Nervous & Mental Disease 187 (10): 636–642.

［12］ Charles, R. 2001. "Is There Any Empirical Support for Bowen's Concepts of Differentiation of Self, Triangulation, and Fusion?" American Journal of Family Therapy 29 (4): 279–292.

［13］ Chödrön, P. 1991. The Wisdom of No Escape: And the Path of Loving-Kindness. Boston, MA: Shambhala Publications.

［14］ Cisler, J. M., R. E. Brady, B. O. Olatunji, and J. M. Lohr. 2010. "Disgust and Obsessive Beliefs in Contamination-Related OCD." Cognitive Therapy & Research 34 (5): 439–448.

［15］ Cougle, J., A. Goetz, K. Hawkins, and K. Fitch. 2012. "Guilt and Compulsive Washing: Experimental Tests of Interrelationships." Cognitive Therapy & Research 36 (4): 358–366.

［16］ Craske, M. G., K. Kircanski, M. Zelikowski, J. Mystkowsi, N. Chowdhury, and A. Baker. 2008. "Optimizing Inhibitory Learning During Exposure Therapy." Behaviour Research and Therapy 46 (1): 5–27.

［17］ Derisley, J., S. Libby, S. Clark, and S. Reynolds. 2005. "Mental Health, Coping and Family-Functioning in Parents of Young People with Obsessive- Compulsive

Disorder and with Anxiety Disorders." British Journal of Clinical Psychology 44 (3): 439–444.

[18] Fairfax, H. 2008. "The Use of Mindfulness in Obsessive Compulsive Disorder: Suggestions for Its Application and Integration in Existing Treatment." Clinical Psychology & Psychotherapy 15 (1): 53–59.

[19] Foa, E. B. 2010. "Cognitive Behavioral Therapy of Obsessive-Compulsive Disorder." Dialogues in Clinical Neuroscience 12 (2): 199–207.

[20] Franklin, M. E., J. S. Abramowitz, M. J. Kozak, and E. B. Foa. 2000. "Effectiveness of Exposure and Ritual Prevention for Obsessive- Compulsive Disorder: Randomized Compared with Nonrandomized Samples." Journal of Consulting and Clinical Psychology 68 (4): 594–602.

[21] Gomes, J. B., B. Van Noppen, M. Pato, D. T. Braga, E. Meyer, C. F. Bortoncello, and A. V. Cordioli. 2014. "Patient and Family Factors Associated with Family Accommodation in Obsessive-Compulsive Disorder." Psychiatry and Clinical Neurosciences 68 (8): 621–630.

[22] Goodman, W., L. H. Price, S. A. Rasmussen, C. Mazure, R. L. Fleischmann, C. L. Hill, G. R. Heninger, and D. Charney. 1989. "The Yale-Brown Obsessive Compulsive Scale Part I. Development, Use, and Reliability." Archives of General Psychiatry 46 (11): 1006–1011.

[23] Greenberg, B. D., M. Altemus, and D. L. Murphy. 1997. "The Role of Neurotransmitters and Neurohormones in Obsessive-Compulsive Disorder." International Review of Psychiatry 9 (1): 31–44.

[24] Griffiths, J., E. Norris, P. Stallard, and S. Matthews. 2012. "Living with Parents with Obsessive-Compulsive Disorder: Children's Lives and Experiences." Psychology & Psychotherapy: Theory, Research & Practice 85 (1): 68–82.

[25] Haghighi, M., L. Jahangard, H. Mohammad-Beigi, H. Bajoghli, H. Hafezian, A. Rahimi, H. Afshar, E. Holsboer-Trachsler, and S. Brand. 2013. "In a Double-Blind, Randomized and Placebo-Controlled Trial, Adjuvant Memantine Improved Symptoms in Inpatients Suffering from Refractory Obsessive-Compulsive Disorders (OCD)." Psychopharmacology 228 (4): 633–640.

［26］Hershfield, J., and T. Corboy. 2013. The Mindfulness Workbook for OCD: A Guide to Overcoming Obsessions and Compulsions Using Mindfulness and Cognitive Behavioral Therapy. Oakland, CA: New Harbinger Publications.

［27］Jankowski, P. J., L. M. Hooper, S. J. Sandage, and N. J. Hannah. 2013. "Parentification and Mental Health Symptoms: Mediator Effects of Perceived Unfairness and Differentiation of Self." Journal of Family Therapy 35 (1): 43–65.

［28］Kellner, M. 2010. "Drug Treatment of Obsessive-Compulsive Disorder." Dialogues in Clinical Neuroscience 12 (2):187–197.

［29］Leonard, R. C., and B. C. Riemann. 2012. "The Co-Occurrence of Obsessions and Compulsions in OCD." Journal of Obsessive-Compulsive and Related Disorders 1: 211–215.

［30］March, J., A. Frances, D. Carpenter, and D. Kahn. 1997. "The Expert Consensus Guideline Series: Treatment of Obsessive-Compulsive Disorder." Journal of Clinical Psychiatry 58 (s4): 1–72.

［31］Mattheisen, M., J. F. Samuels, Y. Wang, B. D. Greenberg, A. J. Fyer, J. T. McCracken, et al. 2015. "Genome-Wide Association Study in Obsessive-Compulsive Disorder: Results from the OCGAS." Molecular Psychiatry 20 (3): 337–344.

［32］McDougle, C. J., W. K. Goodman, J. F. Leckman, and L. H. Price. 1993. "The Psychopharmacology of Obsessive-Compulsive Disorder: Implications for Treatment and Pathogenesis." Psychiatric Clinics of North America 16 (4): 749–766.

［33］McKay, D., J. Piacentini, S. Greisberg, F. Graae, M. Jaffer, J. Miller, F. Neziroglu, and J. A. Yaryura-Tobias. 2003. "The Children's Yale-Brown Obsessive-Compulsive Scale: Item Structure in an Outpatient Setting." Psychological Assessment 15 (4): 578–581.

［34］Murray, C. J., and A. D. Lopez. 1996. The Global Burden of Disease: A Comprehensive Assessment of Mortality and Disability from Diseases, Injuries, and Risk Factors in 1990 and Projected to 2020. Cambridge, MA: Harvard University Press.

［35］Nakatani, E., G. Krebs, N. Micali, C. Turner, I. Heyman, and D. Mataix-Cols. 2011. "Children with Very Early Onset Obsessive-Compulsive Disorder: Clinical Features and Treatment Outcome." Journal of Child Psychology & Psychiatry 52 (12): 1261–1268.

［36］Nestadt, G., J. Samuels, M. Riddle, O. J. Bienvenu III, K. Y. Liang, M. LaBuda, J. Walkup, M. Grados, and R. Hoehn-Saric. 2000. "A Family Study of Obsessive-Compulsive Disorder." Archives of General Psychiatry 57 (4): 358–363.

［37］Olatunji, B. O., M. L. Davis, M. B. Powers, and J. A. Smits. 2013. "Cognitive-Behavioral Therapy for Obsessive-Compulsive Disorder: A Meta-analysis of Treatment Outcome and Moderators." Journal of Psychiatric Research 47 (1): 33–41.

［38］Piacentini, J., R. L. Bergman, S. Chang, A. Langley, T. Peris, J. J. Wood, and J. McCracken. 2011. "Controlled Comparison of Family Cognitive Behavioral Therapy and Psychoeducation/Relaxation Training for Child Obsessive-Compulsive Disorder." Journal of the American Academy of Child and Adolescent Psychiatry 50 (11): 1149–1161.

［39］Pittenger, C., B. Kelmendi, M. Bloch, J. H. Krystal, and V. Coric. 2005. "Clinical Treatment of Obsessive Compulsive Disorder." Psychiatry (Edgmont) 2 (11): 34–43.

［40］Przeworski, A., L. Zoellner, M. Franklin, A. Garcia, J. Freeman, J. March, and E. Foa. 2012. "Maternal and Child Expressed Emotion as Predictors of Treatment Response in Pediatric Obsessive-Compulsive Disorder." Child Psychiatry & Human Development 43 (3): 337–353.

［41］Pujol, J., C. Soriano-Mas, P. Alonso, N. Cardoner, J. M. Menchón, J. Deus, and J. Vallejo. 2004. "Mapping Structural Brain Alterations in Obsessive- Compulsive Disorder." Archives of General Psychiatry 61 (7): 720–730.

［42］Radomsky, A. S., G. M. Alcolado, J. S. Abramowitz, P. Alonso, A. Belloch, M. Bouvard, et al. 2014. "You Can Run but You Can't Hide: Intrusive Thoughts on Six Continents." Journal of Obsessive-Compulsive and Related Disorders 3 (3): 269–279.

［43］Rasmussen, S. A., and J. L. Eisen. 1992. "The Epidemiology and Clinical Features of Obsessive Compulsive Disorder." The Psychiatric Clinics of North America 15: 743–758.

［44］——. 1997. "Treatment Strategies for Chronic and Refractory Obsessive-Compulsive disorder." Journal of Clinical Psychiatry 58 (Suppl 13): 9–13.

［45］Renshaw, K. D., G. Steketee, and D. L. Chambless. 2005. "Involving Family Members in the Treatment of OCD." Cognitive Behaviour Therapy 34 (3): 164–175.

［46］Rotge, J. Y., A. H. Clair, N. Jaafari, E. G. Hantouche, A. Pelissolo, M. Goillandeau, et al. 2008. "A Challenging Task for Assessment of Checking Behaviors in Obsessive-Compulsive Disorder." Acta Psychiatrica Scandinavica 117 (6): 465–473.

［47］Rotge, J. Y., D. Guehl, B. Dilharreguy, J. Tignol, B. Bioulac, M. Allard, P. Burbaud, and B. Aouizerate. 2009. "Meta-Analysis of Brain Volume Changes in Obsessive-Compulsive Disorder." Biological Psychiatry 65 (1): 75–83.

［48］Samuels, J., and G. Nestadt. 1997. "Epidemiology and Genetics of Obsessive-Compulsive Disorder." International Review of Psychiatry 9 (1): 61–72.

［49］Sasson, Y., J. Zohar, M. Chopra, M. Lustig, I. Iancu, and T. Hendler. 1997. "Epidemiology of Obsessive-Compulsive Disorder: A World View." Journal of Clinical Psychiatry 58 (Suppl. 12): 7–10.

［50］Skapinakis, P., T. Papatheodorou, and V. Maureas. 2007. "Antipsychotic Augmentation of Serotonergic Antidepressants in Treatment-Resistant Obsessive-Compulsive Disorder: A Meta-analysis of the Randomized Controlled Trials." European Neuropsychopharmacology 17 (2): 79–93.

［51］Starcevic, V., D. Berle, V. Brakoulias, P. Sammut, K. Moses, D. Milicevic, and A. Hannan. 2011. "The Nature and Correlates of Avoidance in Obsessive-Compulsive Disorder." Australian & New Zealand Journal of Psychiatry 45 (10): 871–879.

［52］Steinhausen, H. C., C. Bisgaard, P. Munk-Jørgensen, and D. Helenius. 2013. "Family Aggregation and Risk Factors of Obsessive-Compulsive Disorders in a Nationwide Three-Generation Study." Depression and Anxiety 30 (12): 1177–

1184.

[53] Steketee, G., and B. Van Noppen. 2003. "Family Approaches to Treatment for Obsessive Compulsive Disorder." Journal of Family Psychotherapy 14 (4): 55–71.

[54] Stengler, K., S. Olbrich, D. Heider, S. Dietrich, S. Riedel-Heller, and I. Jahn. 2013. "Mental Health Treatment Seeking Among Patients with OCD: Impact of Age of Onset." Social Psychiatry & Psychiatric Epidemiology 48 (5): 813–819.

[55] Stewart, S. E., Y. P. Hu, D. M. Hezel, R. Proujansky, A. Lamstein, C. Walsh, et al. 2011. "Development and Psychometric Properties of the OCD Family Functioning (OFF) Scale." Journal of Family Psychology 25 (3): 434–443.

[56] Storch, E. A., G. R. Geffken, L. J. Merlo, M. L. Jacob, T. K. Murphy, W. K. Goodman, M. J. Larson, M. Fernandez, and K. Grabill. 2007. "Family Accommodation in Pediatric Obsessive-Compulsive Disorder." Journal of Clinical Child & Adolescent Psychology 36 (2): 207–216.

[57] Storch, E., H. Lehmkuhl, S. Pence, G. Geffken, E. Ricketts, J. Storch, and T. Murphy. 2009. "Parental Experiences of Having a Child with Obsessive-Compulsive Disorder: Associations with Clinical Characteristics and Caregiver Adjustment." Journal of Child & Family Studies 18 (3): 249–258.

[58] Sulkowski, M. L., A. Mariaskin, and E. A. Storch. 2011. "Obsessive- Compulsive Spectrum Disorder Symptoms in College Students." Journal of American College Health 59 (5): 342–348.

[59] Taylor, S. 2013. "Molecular Genetics of Obsessive-Compulsive Disorder: A Comprehensive Meta-analysis of Genetic Association Studies." Molecular Psychiatry 18 (7): 799–805.

[60] Thompson-Hollands, J., A. Edson, M. C. Tompson, and J. S. Comer. 2014. "Family Involvement in the Psychological Treatment of Obsessive- Compulsive Disorder: A Meta-analysis." Journal of Family Psychology 28 (3): 287–298.

[61] Timpano, K. R., M. E. Keough, B. Mahaffey, N. B. Schmidt, and J. Abramowitz. 2010. "Parenting and Obsessive Compulsive Symptoms: Implications of Authoritarian Parenting." Journal of Cognitive Psychotherapy 24 (3): 151–164.

[62] Torres, A. R., N. T. Hoff, C. R. Padovani, and A. T. Ramos-Cerqueira. 2012.

"Dimensional Analysis of Burden in Family Caregivers of Patients with Obsessive-Compulsive Disorder." Psychiatry & Clinical Neurosciences 66 (5): 432–441.

［63］ Waters, T. L., and P. M. Barrett. 2000. "The Role of the Family in Childhood Obsessive-Compulsive Disorder." Clinical Child & Family Psychology Review 3 (3): 173–184.

［64］ Williams, M. T., and S. G. Farris. 2011. "Sexual Orientation Obsessions in Obsessive-Compulsive Disorder: Prevalence and Correlates." Psychiatry Research 187 (1–2): 156–159.

［65］ Williams, M. T., S. G. Farris, E. Turkheimer, A. Pinto, K. Ozanick, M. E. Franklin, M. Liebowitz, H. B. Simpson, and E. B. Foa. 2011. "Myth of the Pure Obsessional Type in Obsessive-Compulsive Disorder." Depression and Anxiety 28 (6): 495–500.

［66］ Ye, H. J., K. G. Rice, and E. A. Storch. 2008. "Perfectionism and Peer Relations Among Children with Obsessive-Compulsive Disorder." Child Psychiatry & Human Development 39 (4): 415–426.

［67］ Yoshida, T., C. Taga, Y. Matsumoto, and K. Fukui. 2005. "Paternal Overprotection in Obsessive-Compulsive Disorder and Depression with Obsessive Traits." Psychiatry & Clinical Neurosciences 59 (5): 533–538.